NÄHRSTOFFMÄNGEL NATÜRLICH ERGÄNZEN

Christopher Vasey

Nährstoffmängel natürlich ergänzen

MIDENA

Die Deutsche Bibliothek – CIP-Einheitsaufnahme
Vasey, Christopher:
Nährstoffmängel natürlich ergänzen / Christopher Vasey. –
Küttigen/Aarau : Midena ; Augsburg : Weltbld-Verl., 1996
(Ganzheitlich heilen)
ISBN 3-310-00251-9

Alleinvertrieb Deutschland:
WELTBILD VERLAG GmbH
Steinerne Furt 68–70, 86167 Augsburg

Gestaltung Umschlag: Dora Hirter, Birrwil
Illustrationen: Dora Wespi, Luzern
Satz: Kneuss Satz AG, Lenzburg
Herstellung: Druckerei Uhl, Radolfzell

ISBN 3-310-00251-9

Inhaltsverzeichnis

Vorwort

Mangel an Vitaminen, Mineralstoffen, Spurenelementen und Aminosäuren wird zunehmend als Hauptursache zahlreicher Krankheiten erkannt: chronische Müdigkeit, Allergien, Depressionen, Rheumatismus, aber auch wiederholte Infektionen oder schwere Krankheiten wie Krebs oder multiple Sklerose.

Dem Organismus alle notwendigen Nährstoffe zuzuführen, ist also lebenswichtig. Abgesehen von Nahrungsmitteln, die wegen unserer intensiven Kultivierungsmethoden und Raffinierungsprozesse oft selbst an Mängeln leiden, offeriert uns die Natur eine Reihe von hilfreichen Produkten: die Nahrungsergänzungsmittel.

Sie enthalten die notwendigen Nährstoffe in natürlicher, konzentrierter und einfach assimilierbarer Form: beispielsweise Blütenpollen, Bierhefe, Ginseng, Gelee royale oder Spirulina. Diese Ergänzungsmittel werden seit langer Zeit mit Erfolg angewendet; das bestätigt auch die moderne Forschung.

Welches sind diese natürlichen Nährstoff-Komplexe? Wie wirken sie? Und wie sind sie anzuwenden, um Gesundheit und Vitalität wiederzuerlangen?

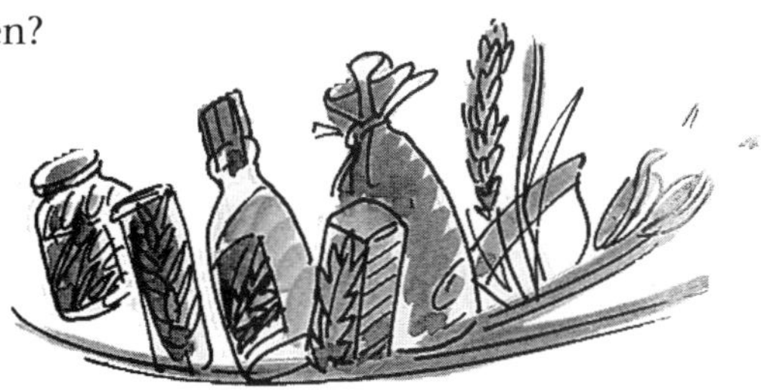

Wie Ernährung unsere Gesundheit beeinflußt

Unser Organismus ist völlig abhängig von dem, was wir essen. So wird unser Körper ausschließlich aus den Substanzen gebildet, die ihm durch die Nahrungsmittel zugeführt werden. Seine verbrauchten oder verletzten Gewebe repariert er ebenfalls nur mit Hilfe dieser Substanzen, genauso, wie er nur dank der ihm durch die Nahrung zugeführten Brennstoffe funktionieren kann.

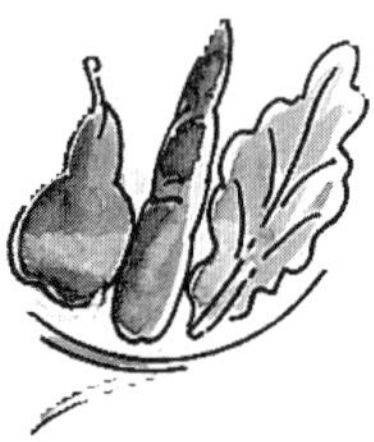

Der Körper braucht zahlreiche Nährstoffe, zum Beispiel die zwanzig Aminosäuren zur Bildung des nötigen Eiweißes (Protein) für den Aufbau der Organe wie Herz und Nieren, für den Aufbau von Muskeln, Knochen, Nerven, Haut, Nägeln und vielem mehr, das am organischen Leben teilhat: weiße und rote Blutkörperchen, Hormone, Verdauungssäfte, Antikörper usw.

Auch sechs Mineralstoffe, die sich mit über 100 Gramm in bedeutendem Maß in den Geweben vorfinden, spielen eine aufbauende Rolle: Kalzium, Phosphor, Schwefel, Kalium, Sodium und Chlor. Andere Mineralstoffe wie Eisen oder Silizium sind ebenfalls vorhanden, jedoch in geringerem Maß.

Zu den Nährstoffen gehören auch die Kohlenhydrate, die in Form von Stärke (Glukose) den Körper mit dem notwendigen Brennstoff versorgen.

Die Fette haben eine Doppelrolle: sie wirken energiespendend und aufbauend. Sie werden nicht nur zur Energiegewinnung verbrannt, sondern sind auch Bestandteil unseres Gewebes.

Zu den Nährstoffen zählen zudem jene Substanzen, die in äußerst kleinen Mengen vorhanden sind, nur in tausendstel von Milligrammen: die Vitamine und die Spurenelemente. Es gibt rund zwanzig Vitamine: Vitamin A, etwa zwölf Vitamine der B-Gruppe, dann Vitamin C, D, E, F sowie zahlreiche

Spurenelemente wie Mangan, Kupfer, Zink . . . Letztere sind nur in winzigen Mengen vertreten. Dennoch spielen sie eine wesentliche Rolle als Katalysatoren lebensnotwendiger Reaktionen: Sie ermöglichen die Tätigkeit der Enzyme, die ihrerseits hauptverantwortlich sind für die biochemischen Abläufe. Ohne sie vollzieht sich keine Tätigkeit im Körper, keine Atmung, keine Energieproduktion usw.

All diese Nährstoffe sind also Bestandteile des menschlichen Körpers. Bei einem Körpergewicht von 70 kg entfallen 44 kg auf Wasser, 14 kg auf Eiweiß, 9 kg auf Fett, 400 g auf Kohlenhydrate, 2,6 kg auf Mineralstoffe (vor allem Kalzium und Phosphor) sowie einige Gramm auf Vitamine und Spurenelemente.

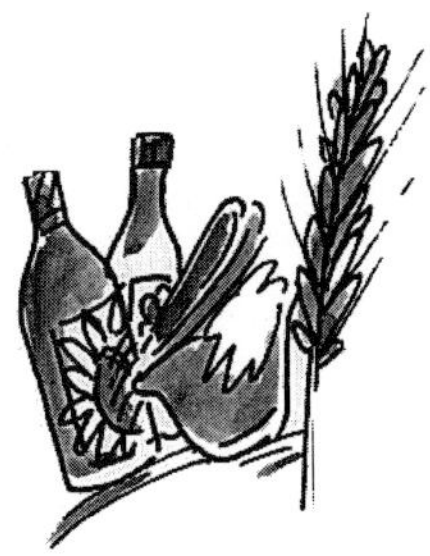

Die Nährstoffe, die dem Körper durch die Ernährung zugeführt werden, sind so zahlreich, daß anzunehmen wäre, er könnte ohne Schaden auf einige verzichten. Dem ist nicht so. Einzig zwölf Aminosäuren kann der Körper mit Hilfe anderer Aminosäuren selbst bilden und bis zu einem gewissen Grad die Fette, da diese aus Kohlenhydraten gebildet werden können.

Die Zufuhr aller übrigen Nährstoffe, rund 50 an der Zahl, ist unerläßlich, da der Körper nicht fähig ist, sie mit Hilfe anderer Substanzen selbst zu bilden. Es sind die wesentlichen oder essentiellen Nährstoffe: die Kohlenhydrate, die acht essentiellen Aminosäuren, die Mineralstoffe, alle Vitamine sowie mindestens 13 Spurenelemente: Eisen, Zink, Jod, Fluor, Silizium, Mangan, Kupfer, Kobalt, Nickel, Selenium, Zinn, Vanadium und Molybdän.

In fast allen Teilen der Welt stellt die Natur eine Vielfalt an Nahrungsmitteln zur Verfügung, die den Bedarf an diesen 50 Nährstoffen decken. Ist dies nicht der Fall, so stellen sich gesundheitliche Beschwerden ein, da der Organismus nichts besitzt, was ihm ermöglichen würde, einen Ersatz dafür zu finden.

Die Nährstoffmängel

Fehlt einer der notwendigen Nährstoffe, spricht man von einem Nährstoffmangel, einem Mangel an Proteinen zum Beispiel, an Kalzium oder Magnesium. Ein Mangel kann einen oder gleichzeitig mehrere Stoffe betreffen. Er kann vorübergehend sein oder von Dauer, groß oder klein. Von den fehlenden Nährstoffen hängt es ab, welche Beschwerden entstehen, da jeder Stoff eine oder mehrere bestimmte Aufgaben im Körper zu erfüllen hat.

Mangel an Aufbau- und Reparatursubstanzen

Betrifft der Mangel einen Nährstoff wie die Aminosäuren oder Mineralstoffe, die zur Wiederherstellung benötigt werden (z. B. Kalzium für das Skelett, Schwefel für die Haut, Silizium für die Nägel), so kann das betroffene Gewebe nicht repariert werden. Wenn diese Tatsache für eine kurze Dauer nur unerwünscht ist, so wird sie unheilvoll, wenn dieser Zustand andauert, denn der Körper kann nicht warten und arbeitet weiter. Zu Beginn sind diese Schäden reversibel; später jedoch sind sie nicht mehr rückgängig zu machen: Gewebe und Organe werden in Mitleidenschaft gezogen.

Ein Beispiel: Zähne und Knochen sind beide abhängig von Kalzium. Fehlt es aus irgendeinem Grund in der Nahrung, steht den Organen während kurzer Zeit noch das Kalzium aus Blut und Zellserum zur Verfügung. Fällt dieser Spiegel nun zu stark, greift der Körper zur Notlösung: Er holt sich den fehlenden Stoff in den organischen Reserven. Das sind allerdings keine speziell angelegten Notdepots, sondern es handelt sich um das in den Geweben und Organen eingelagerte Kalzium, jenes also, das am Gefüge des Organismus unmittelbar beteiligt ist!

Kalziummangel über längere Zeit zwingt den Körper, diesen Mineralstoff eigenem Gewebe zu entnehmen, um ihn anderem Gewebe zur Verfügung zu stellen, das ihn dringender braucht. Zum Beispiel wird ein Teil des Kalziums den Zähnen entnommen, um es den Knochen zuzuführen.

Eine vorläufige Entnahme hat nur geringe Schäden zur Folge, die leicht und schnell durch eine neue Zufuhr ausgeglichen werden können. Wiederholen sich diese Entnahmen oder ziehen sie sich über längere Zeit hin, werden die Reserven gefährlich geplündert, was mit der Zeit zu tiefgehenden Schädigungen führt: ernsthafte Karies, um bei unserem Beispiel zu bleiben, ist die Folge.

Mangel an für die organischen Funktionen notwendigen Substanzen

Ist die Substanz nicht am Körperaufbau, sondern an seinen Funktionen beteiligt, beeinträchtigt ein Mangel den von dieser Substanz abhängigen Ablauf. Zuerst verlangsamt sich die Tätigkeit. Bei andauerndem Mangel werden die Abläufe immer schwächer und kommen im Extremfall ganz zum Erliegen.

Die Arbeit der Organe und die Muskeltätigkeit finden dank verschiedenen biochemischen Reaktionen statt, die sich in den Tiefen der Zellen mit Hilfe der Enzyme vollziehen. Die Enzyme sind also so etwas wie kleine «Arbeiter», die sich um eine Vielzahl von Tätigkeiten kümmern, notwendig für einen reibungslosen Ablauf: Verdauung, Stoffwechsel, Verarbeitung und Umwandlung, Ausscheidung, Energieproduktion oder auch Informationsübermittlung von einer Zelle zur anderen.

Wie jeder Arbeiter brauchen auch die Enzyme «Nahrung». Diese besteht vorwiegend aus Vitaminen und Spurenelementen.

Nehmen wir als Beispiel die Lungenzellen. Ein Enzym hat die Aufgabe, die von der Zelle ausgeschiedene Kohlensäure – die im Blut aufgelöst ist – in Gas umzuwandeln, damit dieses den Körper durch die Atemwege verlassen kann. Das Enzym benötigt für diese Umwandlung sehr lange – etwa 100 Sekunden. Dabei bleibt das Blut mit den Lungenkapillaren nicht länger als eine einzige Sekunde in Kontakt! Weshalb erstickt der Körper nicht unter der Anhäufung von Kohlensäure, die nicht ausgeschieden werden kann? Weil ein Spurenelement das Ersticken verhindert. Es wirkt als Katalysator, das heißt, es regt die

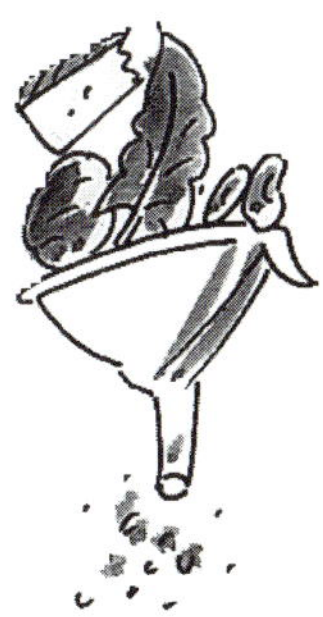

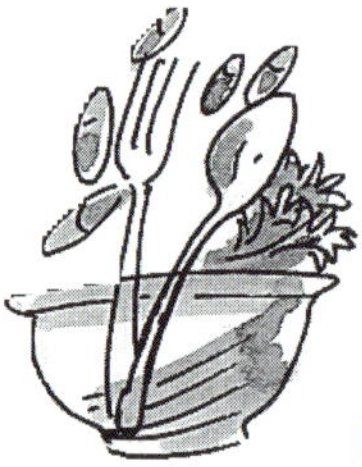

Tätigkeit des entsprechenden Enzyms an und beschleunigt sie. Dank Zink läuft die Enzymtätigkeit 5000mal schneller ab und macht so ein Überleben möglich. Ein Nährstoffmangel kann also verheerende Folgen haben.

Nährstoffmängel und ihre Beschwerden

Die Beschwerden, die ein Mangel auslöst, werden von der Rolle bestimmt, die der fehlende Nährstoff im Körper spielt. Ein Nährstoff kann bloß an einigen oder an einer Vielzahl biochemischer Reaktionen teilhaben: Das Spurenelement Zink zum Beispiel aktiviert über 80 verschiedene Enzyme!

Die Folgen der Mängel an Vitaminen, Mineralstoffen usw. sind heute zunehmend bekannt. An Freiwilligen wurden die Auswirkungen getestet. Ihre Ernährung enthielt jeweils alle notwendigen Nährstoffe mit Ausnahme eines einzigen. Nach einigen Tagen oder Wochen dieser Ernährung treten verschiedene Symptome und Beschwerden auf. Je länger die Testphase, desto größer die Beschwerden. Die Versuchspersonen notierten diese exakt; die Symptome, die bei allen auftraten, sind schließlich die Beschwerden, die zum entsprechenden Nährstoff gehören.

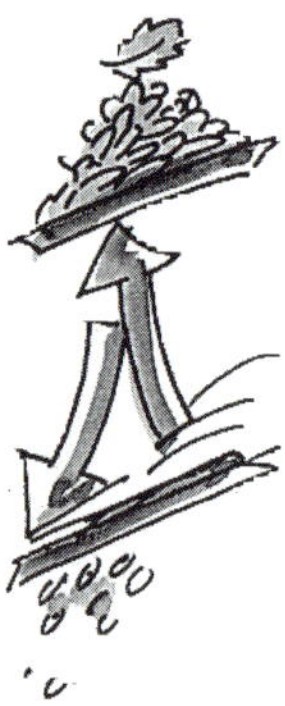

Ein Mangel an Vitamin B6 macht apathisch bis depressiv, löst Bindehautentzündungen aus, Entzündungen der Mundschleimhäute, Risse an den Mundecken, Talgfluß (Seborrhö), Nierenentzündung und Blutarmut (Anämie). Diese Beschwerden sind typisch. Das bedeutet allerdings nicht, daß sie nur bei diesem Mangel erscheinen. Bei einem solchen treten sie jedoch nach gewisser Zeit mit Sicherheit auf – natürlich nicht alle zusammen, da die Enzyme nicht alle gleichzeitig und gleich stark beeinträchtigt werden.

Gesundheitliche Probleme, die bei einem bestimmten Mangel auftreten, können auch durch einen anderen Mangel ausgelöst werden. Blutarmut zum Beispiel kann verschiedene Ursachen haben: Mangel an Eisen, an Vitamin B6 oder B12, aber auch an den Spurenelementen Kupfer oder Kobalt, denn alle diese

Substanzen sind beteiligt an der Fixierung des Eisens auf dem Hämoglobin (Blutfarbstoff).

Es überrascht, daß Nährstoff-Mangelkrankheiten durch fehlende Substanzen ausgelöst werden, die sich in kleinsten Mengen im Körper befinden. Die Gesamtmenge an Vitamin D, die ein Organismus während seines ganzen Lebens braucht, beträgt 0,06 Gramm (0,0025 Milligramm mal 365 Tage mal 70 Jahre)! Dieses Quantum ließe sich leicht in einem Reiskorn unterbringen. Ein Mangel an Vitamin D hat jedoch ernsthafte Mißbildungen des Skelettes zur Folge (Rachitis).

Nährstoffmangel- und Belastungskrankheiten

Nährstoffmangelkrankheiten sind das Gegenteil der Belastungskrankheiten. Bei ersteren fehlt etwas, bei letzteren ist etwas im Überfluß vorhanden.

Merkmal der Belastungskrankheiten sind unerwünschte Substanzen in unserem Organismus: Abfallstoffe und Rückstände des Stoffwechsels wie Harnsäure, Harnstoff und Cholesterin. Oder Gifte infolge der Umweltverschmutzung, von chemischen Rückständen, unnatürlich behandelten Nahrungsmitteln, Medikamenten usw. Angehäuft, verdicken diese Gifte unser Blut, verlangsamen die Blutzirkulation, vermindern die Durchblutung der Gewebe und beeinträchtigen dadurch das Zelleben. Die belastenden Stoffe können die Zellen auch verletzen und beschädigen. Das Ergebnis davon ist dann eine Krankheit.

Mangel und Belastung sind also zwei Hauptgründe für Krankheiten. Oft wirken beide gleichzeitig. Einerseits essen wir viel mehr als notwendig, was zu den Belastungskrankheiten führt; andererseits ist unsere Ernährung oft ungenügend (raffinierte Nahrungsmittel, nur geringer Obst- und Gemüsekonsum), was zu den Nährstoffmangelerkrankungen führt.

Belastungs- und Mangelkrankheiten sind eng miteinander verbunden; eine neigt dazu, die andere auszulösen. Mängel beeinträchtigen die biochemischen Reaktionen, was nur unvollkommen umgewandelte Überreste des Stoffwechsels mit sich bringt (Belastung); die Belastung durch Toxine wiederum hemmt den Fluß der Nährstoffe zu den Zellen: ein Teil ihrer Nahrung wird ihnen vorenthalten (Mangel).

Bei den Nährstoffmangelerkrankungen ist das Problem nicht das Vorhandensein einer Substanz, sondern ihre Abwesenheit. Hier fehlt einer oder gar mehrere der für den Körper unentbehrlichen Nährstoffe. Dies bedeutet, daß ihm unerläßliche Stoffe vorenthalten werden. Die Folge davon ist ebenfalls eine Krankheit.

Nährstoffmangelkrankheiten

Gewisse Mangelkrankheiten sind bekannt. Ein Vitamin-C-Mangel zum Beispiel führt zu Skorbut. Früher fielen dieser Krankheit viele Menschen zum Opfer, vor allem Seeleute auf weiten Meerreisen. Die Krankheit hatte etwas Rätselhaftes, weil sie nur jene auf weiten Reisen traf, obwohl diese vermeintlich von jeder Ansteckung abgeschnitten waren. Rätselhaft erschien ihnen auch die regelmäßige Erkrankung während des vierten Reisemonats.

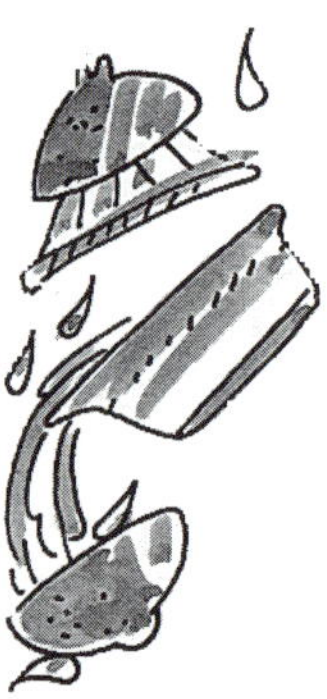

Lange Zeit blieb die Ursache im dunkeln – bis zum Tag, als der Verdacht auf die Nahrung fiel. Nach den ersten Monaten waren Früchte und Gemüse aufgezehrt, die Seeleute genossen vor allem Konserviertes: geräuchertes Fleisch, gesalzener Fisch. In der frischen Nahrung mußte also die Rettung liegen. Tatsächlich wurden die Besatzungen, die ausreichende Vorräte an Früchten und Gemüse an Bord nahmen, nicht von Skorbut befallen. Erst viel später, mit der Entwicklung der Chemie, wurde die Substanz mit Anti-Skorbut-Wirkung gefunden: das Vitamin C. Vitamin C ist unerläßlich für die Bildung der Kollagene, des Stützgewebes der Zellen. So ist bei einem Vitamin-C-Mangel die Schwächung der Gewebe unvermeidlich. Der Ort, wo diese Schwächung sich am sichtbarsten zeigt, ist der Mund: das Zahnfleisch wird empfindlich, entzündet sich und schwillt an. Nicht mehr widerstandsfähig, wird es leicht verletzt und blutet. Diese Schwächung der Gewebe findet jedoch auch im Inneren des Körpers statt: Die Blutgefäßwände verlieren ihre Widerstandskraft und platzen leicht; das Blut fließt in die Gewebe und bildet Hämatome. Die schlechte Blutzirkulation führt zu aufgeschwollenen Beinen mit Geschwüren, die sich ihrerseits infizieren. Der Kranke wird immer schwächer und stirbt, falls ihm keine Pflege zuteil wird.

Eine weitere bekannte Nährstoffmangelkrankheit ist Beriberi, verursacht durch einen Mangel an Vitamin B1. Die Bevölkerung des Orients ist dieser Krankheit ganz besonders ausgesetzt, da dort sehr viel Reis konsumiert wird und die Gesundheit somit weitgehend von der Qualität dieses Lebensmittels abhängig ist. Wenn nun die modernen Raffinierungsmethoden erlaubt haben, den Reis zu schälen, ihm also die Hülle zu nehmen, um ihm damit eine schöne, angenehm weiße Farbe zu verleihen, so hat diese Methode andererseits auch zur Folge, daß der Reis das im weggeworfenen Teil befindliche Vitamin B1 verloren hat. Dies war die Ursache der schrecklichen Beriberi-Epidemien.

Vitamin B1 ist an der Umwandlung des Zuckers in Energie beteiligt. Je größer der Konsum an Kohlenhydraten und Stärke ist – und er ist groß, wenn Reis das Grundnahrungsmittel ist –, desto größer muß auch die Vitamin-B1-Zufuhr sein. Bei einem Mangel werden die Kohlenhydrate nur ungenügend abgebaut, und die Energie, die sie dem Körper hätten zuführen sollen, kann dem Organismus nicht zur Verfügung gestellt werden. Die zuerst betroffenen Organe sind jene, die von einer Kohlenhydratzufuhr am abhängigsten sind: die Muskeln und damit auch das Herz, da es ausschließlich aus Muskelgewebe besteht. Ebenfalls betroffen sind das Gehirn und die Nerven. Die Beschwerden bei einer Vitamin-B1-Unterversorgung sind deshalb Energiemangel, Herzbeschwerden und nervöse Störungen: Depressionen, Krämpfe, Lähmungen.

Ein weiterer Nachteil besteht darin, daß die Umwandlung der Glukose beim Stadium der Brenztraubensäure unterbrochen wird. Diese Säure hat besonders schädliche Wirkungen auf die Nerven. Sie reizt sie und löst schmerzhafte Nervenentzündungen aus.

So sind der Krankheit Beriberi die obenerwähnten Symptome eigen: große Müdigkeit (Beri heißt Müdigkeit , Beriberi große Müdigkeit), Herzbeschwerden und Nervenentzündungen.

Während langer Zeit wurde angenommen, ein Nährstoffmangel verursache nur einige wenige Krankheiten wie Skorbut oder Beriberi. Heutzutage erkennt man jedoch, daß Mangel an einem oder mehreren Nährstoffen Ursache oder Verstärkung zahlreicher Erkrankungen ist. Nicht nur harmlose Beschwerden wie starker Haarausfall, brüchige Fingernägel, Ekzeme usw., sondern ernsthaftere Leiden wie Bronchitis, Allergien, nervöse Depressionen, Krampfadern, ja selbst schwere Krankheiten wie Herz- und Gefäßerkrankungen, Krebs, rheumatische Polyarthritis und multiple Sklerose können auf einen Nährstoffmangel zurückzuführen sein.

So steht ein Ekzem in Verbindung mit einem Mangel an den Vitaminen A und B, Krampfadern mit den Vitaminen C, E und B; Allergien mit Vitamin C, Magnesium und Kalzium; Herz- und Gefäßbeschwerden mit den Vitaminen E, A, F, Magnesium und Kalzium; Krebs mit allen Vitaminen und Mineralstoffen, besonders jedoch mit den Vitaminen F, C und dem Mineralstoff Magnesium. Die Liste ist unvollständig, sie soll nur die Verbindungen zwischen Krankheit und fehlendem Nährstoff veranschaulichen.

Ursprung der Nährstoffmängel

Der offensichtlichste Grund für einen Mangel ist die ungenügende Zufuhr: Die zur täglichen Ernährung gehörenden Nahrungsmittel enthalten die notwendigen Nährstoffe nicht. Da sie ihm nicht zugeführt werden und er sie selber nicht herstellen kann, fehlen sie ihm.

Mangelhafte Zufuhr

Mangelkrankheiten kennen wir vor allem in ärmeren Ländern, in isolierten Gegenden, wo gewisse Lebensmittel ganz fehlen, aber auch dort, wo die Kulturen durch Naturkatastrophen wie Trockenheit oder Überschwemmungen zerstört wurden.

Indes: Nährstoffmangel gibt es immer häufiger auch in Gegenden mit bevorzugten Ernährungsbedingungen, zum Beispiel bei Personen, die einseitige Diäten befolgen, sei es aus philosophischen, hygienischen oder ästhetischen Gründen. Diese Diäten sind oft zu extrem oder einseitig, da sie einer gewissen Art Nahrungsmittel einen ausgesprochenen Vorrang auf Kosten der anderen einräumen; manchmal werden diese anderen gar völlig und definitiv aus der Ernährung ausgeschlossen.

Es kann auch sein, daß zwar alle notwendigen Nahrungsmittel konsumiert werden, diese aber selbst mangelhaft sind. Ein Grund dafür kann sein, daß die Erde, auf der die Nahrungsmittel wachsen und die Tiere weiden, selbst mangelhaft ist. Es gibt einige bekannte Beispiele, etwa den Jodmangel in den einst isolierten Tälern der Schweizer Alpen mit Schilddrüsenstörungen als Folge (Kropf, Kretinismus). Oder den Mangel an Kobalt im Boden, der in Neuseeland zahlreiche Schafherden vernichtete.

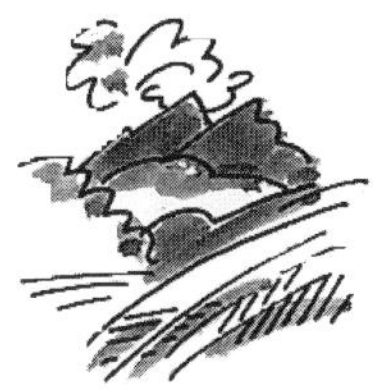

Meist sind jedoch die Nahrungsmittel mangelhaft, Resultat unheilvoller Methoden der Produktion, Verarbeitung und Konservierung durch den Menschen selbst.

Bodenbearbeitung mit chemischen Düng- und Spritzmitteln vermindert den Nährwert der Pflanzen. Einerseits nimmt die Pflanze die chemischen Düngemittel leichter auf als jene, die sich in natürlicher Form im Boden befinden. Sie füllt sich also mit den Substanzen des Düngers. Andererseits vernichten die Fungizide, Insektizide, Herbizide usw. die Humusschicht des Bodens und damit die zahlreichen Mikroorganismen, welche die Mineralstoffe so vorbereiten, daß sie von der Pflanze assimiliert werden können.

Außerdem werden Getreide-, Obst- und Gemüsesorten nicht so sehr nach ihrem Nährwert gewählt, nach ihrem Reichtum an

Vitaminen zum Beispiel, sondern nach wirtschaftlichen Kriterien wie Ertrag, Produktion und Konservierung, Farbe und Aussehen.

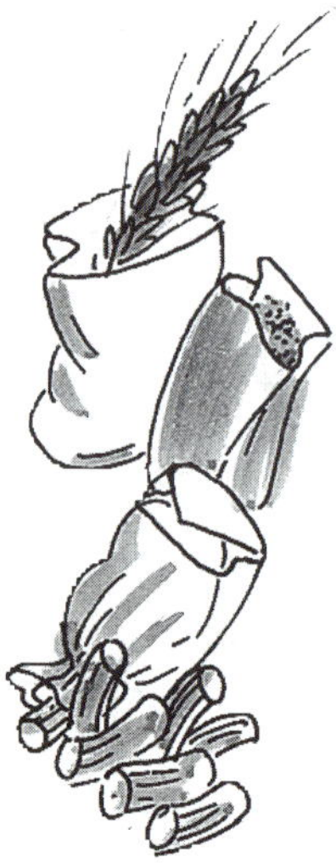

Mangelhafte Nahrungsmittel sind auch Ergebnis zahlreicher Raffinationsprozesse, welche die Konservierungsdauer erhöhen. Daß es sich dabei um Grundnahrungsmittel wie Getreide, Speiseöl und Zucker handelt, ist um so dramatischer: Den Konsumenten wird ein Teil der Nährstoffe, die der Körper für seine Gesundheit dringend braucht, regelmäßig vorenthalten.

Raffiniertes Mehl ist zwar schön weiß; der Preis dafür ist allerdings die Schutzhülle des in der Mitte sitzenden stärkereichen Keimlings, die dem Mehl die braune Farbe gibt. Mit ihr werden alle Aminosäuren, Mineralstoffe, Spurenelemente und Vitamine entfernt, die den Reichtum des Getreides ausmachen. Dies gilt auch für daraus hergestellte Produkte: Brot, Nudeln/Teigwaren, Kuchen usw. von minderer Qualität.

Warmgepreßtes raffiniertes Öl hält sich zwar viel länger und einfacher als eines aus erster Kaltpressung, aber es hat fast alle seine Vitamine verloren, insbesondere das Vitamin F bzw. die ungesättigten Fettsäuren, die eine Hauptrolle im Immunsystem spielen, indem sie ihm unter anderem dabei helfen, gegen Angriffe von Viren und gegen die Bildung von Krebszellen anzukämpfen.

Mangel kann auch in besonderen Situationen entstehen, während einer Schwangerschaft zum Beispiel, in der Stillzeit, bei Streß, Überarbeitung und Krankheit. Der Organismus muß größere Leistungen vollbringen. Es liegt nahe, daß somit auch der Bedarf an Nährstoffen steigt. Wird die Zufuhr nicht angepaßt, entstehen Mangelerscheinungen.

Nährstoffmängel durch schlechte Verwertung

Nebst mangelnder Zufuhr gibt es auch Nährstoffmängel durch

schlechte Verwertung. Die Nährstoffe werden dem Körper zwar zugeführt, können jedoch nicht verwertet werden. Der Hauptgrund: sie werden bereits vorher zerstört oder «verbrannt», denn es gibt Gifte, die in unseren Körper eindringen und in den biologischen Kreisläufen nicht vorgesehen sind und welche die biochemischen Umwandlungen verhindern: chemische Substanzen aus verschmutzter Luft, verschmutztem Wasser und Boden, aber auch Substanzen, die zahlreich und willentlich den Nahrungsmitteln beigemengt werden: Zusatzstoffe zum Beispiel, Farbstoffe, Medikamente, Insektizide. Verhindern sie die Aktivität der Spurenelemente, nennt man diese Substanzen nichtessentielle oder schädliche Substanzen; wirken sie den Vitaminen entgegen, sind es Anti-Vitamine.

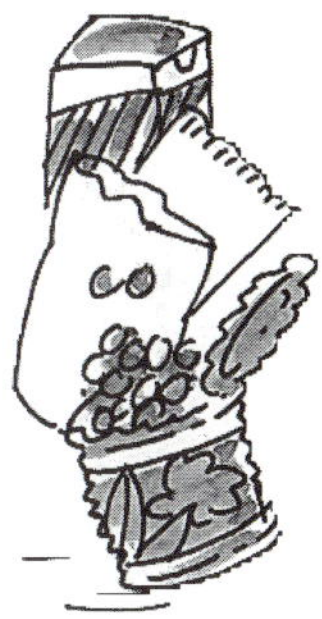

Dann gibt es zahlreiche Gifte, welche zwar die Tätigkeit der Vitamine und Spurenelemente nicht stören, die aber große Mengen an Nährstoffen benötigen, um vom Organismus neutralisiert zu werden, Vitamine, die dem Körper entzogen werden, bevor er sie für sich nutzen kann. Das sind die Vitamin-«Räuber» oder -«Verbrenner».

Tabak zum Beispiel verbraucht viel Vitamin C, der Alkohol Vitamin B6 und Magnesium, die Anti-Baby-Pille Vitamin C, B6 und Zink, Schlafmittel Vitamin B und C, Medikamente im allgemeinen die Vitamine der B-Gruppe. Kortison verbrennt gar alle Vitamine.

Mehrfachmängel

In einer Gesellschaft, wo der Überfluß und die Überernährung geläufig sind, könnte man nun denken, daß es vor allem die Belastungskrankheiten sind, die den Menschen treffen. Dies trifft teilweise zu; wir leiden jedoch zunehmend auch an Nährstoffmangelkrankheiten. In der Tat, wenn auch die quantitative Zufuhr an Nahrungsmitteln hoch ist, so ist sie unter qualitativen Gesichtspunkten gleichzeitig tief. Wir denken, daß wir viel essen und uns demzufolge nichts fehlen kann; unsere Nahrungsmittel enthalten jedoch nicht mehr alle Nährstoffe, wie dies früher der Fall war und es auch heute noch der Fall sein könnte, wenn wir ihnen nicht einen Teil des Nährwerts entziehen würden. Außerdem war der Bedarf an Nährstoffen nie höher als heute! Das hat mit unserer strapaziösen Lebensweise zu tun: viele Reisen, überfüllte Städte, Informationsflut, Leistungsdruck usw. Indes: Dieser Bedarf wird selten gedeckt. Die Folge sind zahlreiche physische Beschwerden (Blutarmut, ungenügende Abwehrkräfte gegenüber Infektionen, Karies, Psoriasis), aber auch psychische Beschwerden (Mangel an Lebensfreude, Schlaflosigkeit, Depressionen, Ängste). Ein paar Zahlen sollen dies verdeutlichen:

- Warmgepreßte raffinierte Öle, in der Küche mehrheitlich verwendet, enthalten weder Vitamin E noch F. Öle aus erster Kaltpressung hingegen sind die Hauptquelle dieser Vitamine!
- Verglichen mit Vollkornmehl, enthält das weiße Mehl nur noch die halbe Menge Vitamin B6, nur einen Drittel der Vitamine B1 und B2, Natrium und Kalzium, einen Sechstel Magnesium, einen Zwölftel Eisen und einen Dreiunddreißigstel Kalium.
- Der Vollrohrzucker (verdampfter Saft des Zuckerrohres) enthält die Vitamine A, B1, B2, B6, C, Magnesium und Proteine. Weißer Zucker enthält gar nichts mehr.
- Eine Studie zeigte: Der Anteil an ungesättigten Fettsäuren beträgt 33% bei Tieren, die im Freien aufgezogen wurden, und sinkt auf 1% bei Tieren aus Intensivhaltung.
- Die heute gebräuchlichen Kulturmethoden haben einen enormen Verlust an Nährstoffen zur Folge. Eine Studie hat über zwölf Jahre biologisch gezogenes Gemüse mit solchem aus Intensivkulturen verglichen. In letzterem ist der Gehalt an Proteinen und Kalium um durchschnittlich 18%, an Vitamin C um 28%, an Kalzium um 10%, an Phosphor um 13% und an Eisen um 77% tiefer.
- Dazu kommen noch die Verluste durch die «Vitaminräuber». Das führt unweigerlich zu mehrfachem Nährstoffmangel, es sei denn, man sorge für eine ausgeglichene Ernährung.

Nährstoffmängeln auf der Spur

Am leichtesten feststellen läßt sich Glukosemangel. Er löst eine Hypoglykämie aus, die sich schon nach einigen Stunden bemerkbar macht. Wer kennt ihn nicht, den spektakulären Leistungsabfall! Bei anderen Mängeln können Wochen vergehen, bevor sie sich manifestieren, und sie sind daher auch viel schwieriger aufzuspüren.

In der Regel handelt es sich um einen langsamen Prozeß. Unwahrnehmbar installiert sich ein Mangel im Lauf der Tage, um erst Monate später offenkundig zu werden, nachdem er sich bereits fest eingenistet hat. Der Betroffene gewöhnt sich daran und merkt nicht, daß seine Vitalität sich vermindert und einem leichten Unwohlsein Platz macht. Offenkundige Symptome, welche die Feststellung eines Nährstoffmangels erlauben, treten erst nach einiger Zeit auf. Wie aber können wir vor diesem Zeitpunkt feststellen, an welchen Mängeln wir leiden?

Blutanalyse

Ein Mittel ist die Blutanalyse. Das Blut enthält gewöhnlich einen bestimmten Anteil an Nährstoffen. Der Körper arbeitet unermüdlich, damit das Blut seine ideale Zusammensetzung behält. Das ist allerdings nicht immer möglich. Mängel machen sich deshalb auch in der Blutzusammensetzung bemerkbar.

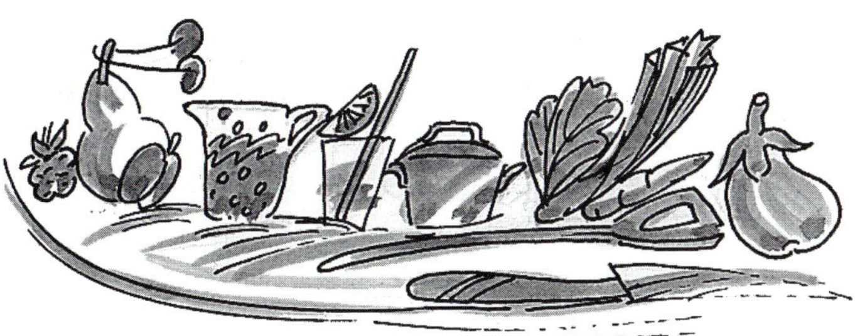

Eine Blutanalyse hat, abgesehen von den Kosten, ein paar Nachteile. Sichtbar wird nur der Zustand des Blutes, nicht aber jener des Gewebes, also des Körpermilieus. Es hat sich gezeigt, daß Mängel in der Tiefe des Gewebes nicht immer auch im Blutbild auftreten, weil sich der Körper eben um eine ideale Zusammensetzung des Blutes bemüht. Andererseits ist es Aufgabe des Blutes, die Nährstoffe zu transportieren. Die Folge sind wechselhafte Werte. Eine Analyse ergibt also nur ein momentanes Bild.

Haaranalyse

Die Haaranalyse hält den körperlichen Zustand einiger Wochen fest. Mineralstoffe und Spurenelemente lagern sich in bestimmten Mengen in den Haaren ab. Mit Hilfe eines speziellen Gerätes können die Haare analysiert und Mängel während des Wachstums festgestellt werden. Damit die Analyse möglichst dem aktuellen Zustand entspricht, werden nicht die Haarspitzen untersucht, sondern die ersten zwei, drei Zentimeter des Ansatzes.

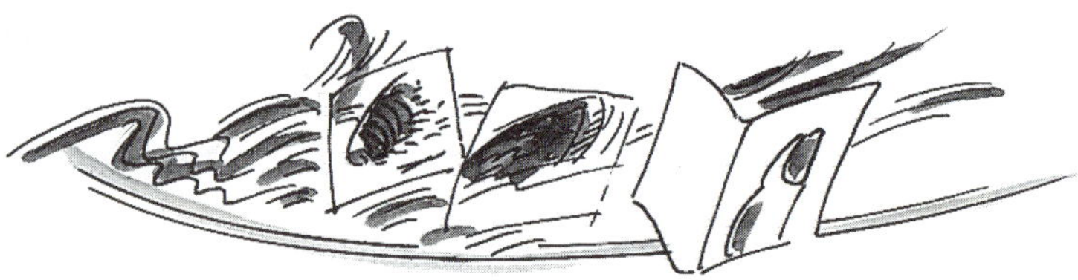

Immer mehr Labors bieten solche Analysen an. Damit sind jedoch nur Mängel an Mineralstoffen und Spurenelementen festzustellen, nicht aber Mängel an Vitaminen und Aminosäuren. Andererseits weisen diese Analysen auch auf giftige Metalle wie Quecksilber, Blei, Arsen, Aluminium hin. Das ermöglicht einerseits eine gezielte Entgiftungskur, andererseits verhilft die Kenntnis der nährstoffblockierenden Gifte zu einem erweiterten Bewußtsein gegenüber den Mängeln.

Nahrungsanalyse

Die Analyse des Nährstoffgehalts ist eine weitere Art, Mängel festzustellen. Für die betreffende Person wird ein Standardmenü für einen ganzen Tag erstellt, d. h. ein Menü, das die durchschnittlichen Ernährungsgewohnheiten berücksichtigt. Alle Nahrungsmittel eines Tages werden sorgfältig aufgelistet, Quantität ebenso wie Qualität: gekocht oder roh, biologisch

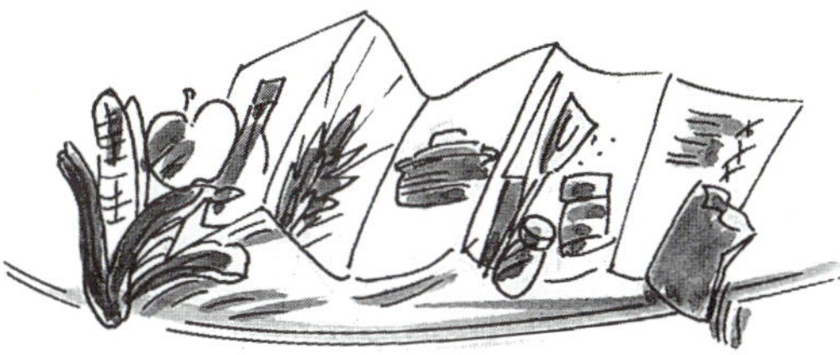

oder nicht, Vollkorn oder raffiniert. Sämtliche Faktoren sind wichtig, da der Nährstoffgehalt je nach Kultur, Garmethode und Konservierungsform stark abweichen kann. Nun ist mit Hilfe einer Tabelle die Zusammensetzung der verschiedenen Lebensmittel zu errechnen: Aminosäuren, Mineralstoffe, Vitamine und Spurenelemente. Diese Werte sind mit den nötigen Nährstoffmengen zu vergleichen. Sind sie tiefer, deutet das unweigerlich auf einen Mangel.

Symptomanalyse

Die Nahrungsanalyse verlangt Präzision und Kenntnisse in Ernährungsfragen. Einfacher ist es, die Mängel anhand der Symptome festzustellen. Diese sind heute recht gut bekannt. Die verschiedenen Beschwerden werden aufgelistet; so ist festzustellen, welcher Nährstoffmangel die Probleme hauptsächlich auslöst. Dieses Vorgehen ist natürlich erst möglich, wenn sich die Symptome und Beschwerden schon eingestellt haben.

Wer lichtempfindliche Augen hat und sich mit Sonnengläsern vor Tageslicht schützen muß, leidet wahrscheinlich an einem Vitamin-A-Mangel. Kommen öfters Entzündungen der Bindehaut dazu, Akne und Neigung zu «Gerstenkörnern» und «Hühnerhaut» an Ellenbogen und Knien, sprechen alle Symptome für einen Mangel an Vitamin A. Oder jemand, der leicht reizbar ist, nervös, lärmempfindlich, zu Krämpfen neigt, an Schlaflosigkeit und Harnfluß leidet, hat mit hoher Wahrscheinlichkeit einen Magnesiummangel.

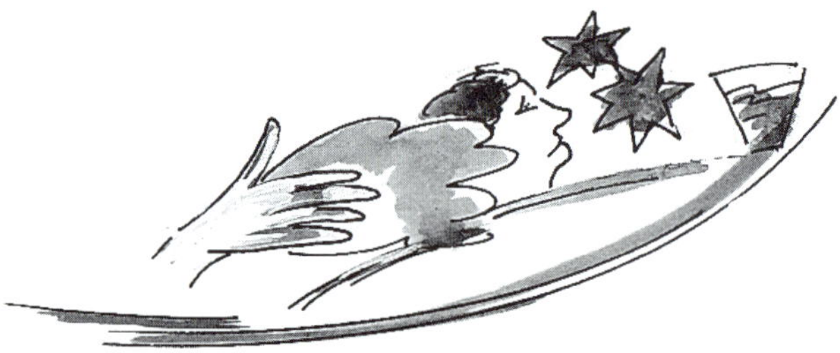

Gewöhnlich werden nicht alle Symptome eines Mangels deutlich. Und in der Regel leidet der Mensch nicht an einem einzigen Nährstoffmangel, weist also auch Symptome anderer Mängel auf.

Nährstoffergänzungskomplexe

Die geschilderten Methoden haben alle den Nachteil, daß sie entweder besondere Apparaturen benötigen (Blut- und Haaranalyse) oder umfangreiche Kenntnisse erfordern (Nahrungs- und Symptomanalyse). Sie sind folglich nicht jedermann zugänglich. Für jene jedoch, die sich selbst helfen möchten, gibt es eine andere Vorgehensweise.

Die erwähnten Analysen sind exakt und erlauben eine präzise Feststellung der Mängel, was nicht notwendig ist, denn der moderne Mensch leidet an mehrfachem Mangel – braucht also ein Gesamtes an Nährstoffen. Dies um so mehr, als ein Mangel stets einen andern nach sich zieht. Die Lösung sind Nährstoffergänzungskomplexe, das heißt Produkte mit einer Vielfalt an Nährstoffen, die alle zusammenwirken. Von diesen Komplexen wird später die Rede sein.

Nährstoffmängel: was nun?

Nährstoffmangelkrankheiten sind nur auf eine Art zu heilen: Dem Organismus sind die fehlenden Stoffe in ausreichender Menge zuzuführen, damit die organischen Funktionen wieder richtig ablaufen und die durch den Mangel verursachten Schäden repariert werden können. Skorbut zum Beispiel ist nur mit Vitamin C heilbar, Beriberi nur mit Vitamin B1. Kein Medikament kann ein fehlendes Vitamin oder Spurenelement ersetzen. Medikamente mit schmerzlindernden, antibiotischen, entzündungshemmenden und anderen Eigenschaften können lediglich unangenehme oder schmerzhafte Symptome der Krankheit lindern, auf keinen Fall jedoch heilen.

Wie aber soll man praktisch vorgehen? Mehr essen ist keine Lösung, da die Nahrungsmittel meist selbst an Mangel leiden. So käme zum Übel des Mangels noch das Übel der Überernährung hinzu und damit eine Belastung durch Gifte. Übrigens ist gerade die mangelhafte Qualität der Nahrungsmittel oft Ursache der heute verbreiteten Überernährung: Der Körper sucht instinktiv die fehlenden Substanzen und drängt deshalb zu erhöhtem Konsum. Was selten erfolgreich ist, da die gängigen Nahrungsmittel nur wenig der gesuchten Substanzen enthalten. Der Überernährung könnte also leicht begegnet werden mit einer besseren Qualität der Nahrungsmittel – mit Vollwertkost aus biologischem Anbau, die noch alle notwendigen Nährstoffe enthält.

Das ist denn auch die logische Lösung des Problems Nährstoffmangel: Man gibt den Verbrauch von mangelhaften Nahrungsmitteln auf und ersetzt sie durch solche von hohem biologischem Wert, d. h. durch Nahrungsmittel, die alle notwendigen Nährstoffe, die sich normalerweise darin befinden sollten, noch enthalten. Dies ist der Fall bei unraffinierten Nahrungsmitteln aus Kulturen und Aufzuchten, welche die biologischen Kreisläufe respektieren.

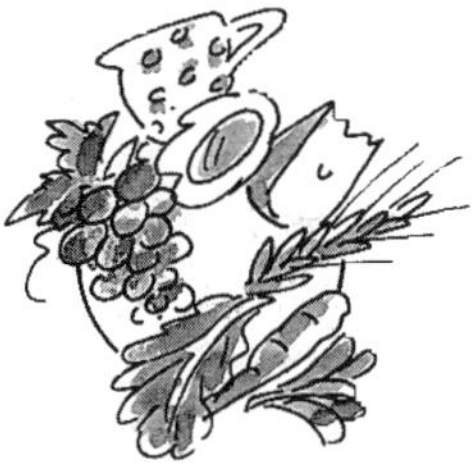

Praktisch bedeutet das: Vollkorngetreide (also Vollreis statt weißer Reis), Vollkornbrot, Vollkornnudeln/-teigwaren, Vollrohrzucker und kaltgepreßte Öle, Gemüse, Obst und Getreide sowie tierische Produkte (Milch, Käse, Eier) aus biologischem Anbau und aus artgerechter Haltung. Ebenfalls sollte darauf geachtet werden, daß die Nahrungsmittel keine schädlichen Zusatzstoffe, sogenannte Vitaminräuber enthalten.

An sich deckt eine solche Umstellung auf lange Sicht sämtliche Mängel. In der Praxis zeigt sich allerdings, daß bestehende Mängel am sichersten und vor allem am schnellsten mit zusätzlichen Nährstoffkomplexen in natürlicher Form zu beheben sind: Die geschwächten Funktionen werden gestärkt dank einer regelmäßigen Zufuhr von Vitaminen und Spurenelementen, die die Enzymtätigkeit anregen. Zellen und Organe finden ihren gewohnten Rhythmus wieder und können Versäumtes nachholen.

Ein an Mangel leidender Körper, der mit Nährstoffen versorgt wird, ist wie ein Feuer, das wieder zu brennen beginnt, wenn man genügend stark in die Glut bläst. Oder wie ein verschlammtes, fast ausgetrocknetes Bachbett, das sauber wird, wenn wieder genügend Wasser fließt.

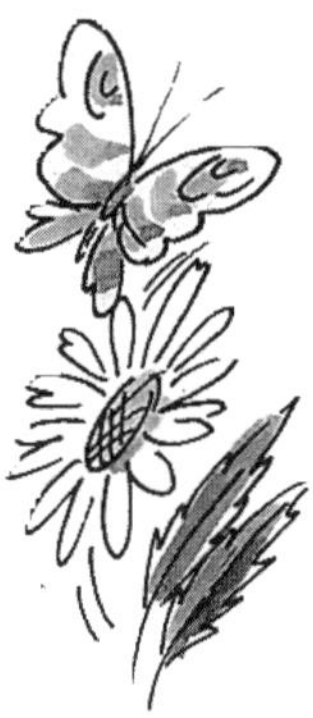

Die Wohltat, die eine Zufuhr der fehlenden Nährstoffe mit sich bringt, zeigt sich zuerst im Allgemeinzustand: Erst stellt sich ein allgemeines Wohlbefinden ein, vermehrte Tatkraft, Vitalität und Widerstandsfähigkeit. Dann verschwinden nach und nach die kleineren Beschwerden: trockene Haut, matte Haare, blasser Teint. Diese äußerlich sichtbaren Zeichen des Verschwindens der Symptome dürfen nicht vergessen lassen, daß sich dasselbe auch im Inneren des Körpers vollzieht: ernstere Beschwerden können heilen oder zumindest bessern, allerdings entsprechend langsamer und nur, wenn sie noch nicht irreversibel sind. Die Geschwindigkeit, mit der sich der Heilungsprozeß vollzieht, ist nicht so niedrig, wie man sich das denken könnte. Oft genügen schon einige Tage, damit sich ein Wohlbefinden einstellt. Leichtere funktionelle Störungen können nach einigen Wochen verschwinden, ernstere Beschwerden nach einigen Monaten.

Synthetische oder natürliche Vitamine?

Auf dem Markt sind zahlreiche synthetische Vitaminpräparate in isolierter oder kombinierter Form erhältlich. Wie wertvoll sind sie? Und was unterscheidet sie von Vitaminen, die uns die Natur zur Verfügung stellt?

Dazu wurde folgender Test gemacht: In Schweden bekamen zwei Gruppen Füchse dieselbe Nahrung, ausgenommen die Vitamine der B-Gruppe. Die erste Gruppe erhielt sie in synthetischer Form, die zweite in Form von Bierhefe und Leber. Das Ergebnis ist beeindruckend. Die Füchse der ersten Gruppe wuchsen nur langsam, ihr Fell war struppig, und sie zeigten verschiedene gesundheitliche Probleme. Die Füchse mit natürlichem Vitamin B wuchsen normal, hatten ein prächtiges Fell und waren Krankheiten gegenüber resistent. Andere Tests ergaben ähnliche Resultate. Natürliche Vitamine enthalten also etwas, was den künstlichen fehlt.

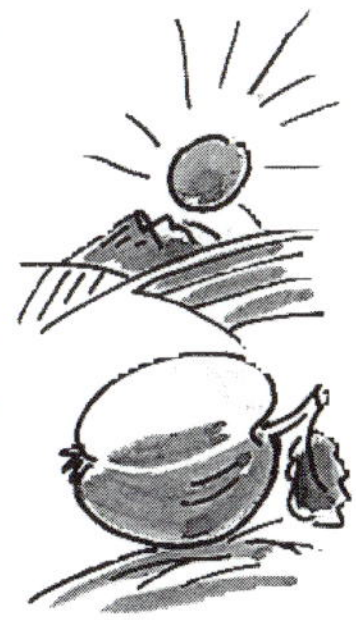

Wo aber liegt der Unterschied? Ein synthetisches Vitamin ist eine Kopie, allerdings eine unvollkommene, da unsere Kenntnisse der Vitaminstruktur noch unvollkommen sind. So wurde erkannt, daß die chemische Substanz, die zu Beginn als Vitamin deklariert wurde, nicht die einzig wirksame Substanz ist, sondern nur eine an einem Ganzen mitwirkende. Dieses Ganze wird von allen Eigenschaften des betreffenden Vitamins ausgemacht.

Ferner wurde entdeckt, daß begleitende Kofaktoren auch eine Rolle spielen, daß die Grundsubstanz ihre ganze Wirkung nur mit all diesen Kofaktoren entfalten kann. So besitzt das Vitamin E nach aktuellem Wissensstand 9 Kofaktoren, das Vitamin C dagegen 24! Ißt man nun eine Orange, sind alle 24 Kofaktoren vorhanden; ein synthetisches Produkt hingegen enthält nur einige davon. Synthetisches Vitamin C kann Skorbut nicht heilen, während purer Zitronensaft dazu fähig ist.

Synthetische oder natürliche Mineralstoffe und Spurenelemente?

Ähnlich verhält es sich mit den Mineralstoffen und Spurenelementen. Man könnte sich vorstellen, daß diese als Grundelemente der Materie synthetisch herzustellen sind, es also nicht darauf ankommt, aus welcher Quelle ein Mineralstoff wie etwa Eisen stammt.

Dem ist nicht so. Ein Mineralstoff im Boden hat nicht dieselbe Qualität wie derjenige, der durch eine Pflanze oder ein Tier aufgenommen wurde. Diese Assimilation und Verarbeitung durch Pflanze oder Tier verleiht ihm eine höhere Qualität – dies bei gleicher chemischer Zusammensetzung. Der Mineralstoff wird auf seinem Weg durch den Organismus dynamisiert und belebt. Dringt er dann in unseren Körper, so verbindet er sich mit den biochemischen Abläufen viel leichter.

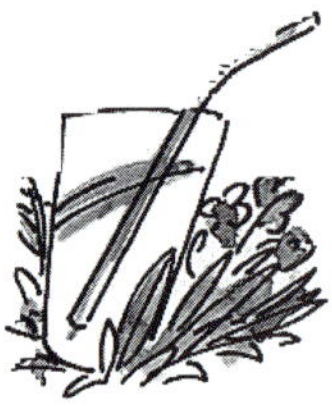

Selbstverständlich kann man zur Aufnahme von Kalziumkarbonat Kreidepulver essen. Doch es fügt sich nicht so harmonisch in unsere biologischen Abläufe ein wie das Kalzium, das wir durch Nahrungsmittel aufnehmen – Milchprodukte zum Beispiel.

Nährstoffe: einzeln oder als Komplex?

Die Nährstoffe können dem Körper einzeln zugeführt werden oder in gruppierter Form, als sogenannte Nährstoffkomplexe. Leidet jemand an akuten Beschwerden durch einen bestimmten Nährstoffmangel, lindert die großzügige Einnahme dieses einzigen Nährstoffs die Beschwerden.

Die Wirkung ist manchmal spektakulär. So kann einer, der an Biotinmangel leidet (ein Vitamin der B-Gruppe) und demzufolge nervös und schreckhaft ist, ja gar selbstmörderische Gedanken hegt, drei bis vier Tage nach Beginn einer regelmäßigen Zufuhr dieses Nährstoffs seine Lebensfreude wieder finden. Die dicht aufeinanderfolgenden epileptischen Anfälle eines Mannes, verursacht durch Magnesiumverlust im Urin, hörten bereits in der ersten Stunde nach der Magnesiumzufuhr auf. Oder dank einer starken (gespritzten) Dosis Vitamin C sind hohe Fieber, die selbst mit Antibiotika nicht wichen, nach wenigen Minuten gesunken.

Außerhalb solcher extremer Fälle ist die Anwendung isolierter Nährstoffe weniger angeraten: Zweierlei Erfahrungen haben gezeigt, daß Nährstoffkomplexe besser wirken. Zum einen löst eine umfangreiche Zufuhr eines Nährstoffes gewöhnlich einen erhöhten Bedarf an anderen Nährstoffen aus. Dies gilt ganz besonders für die rund 12 Vitamine der B-Gruppe, die alle in einem ganz bestimmten Verhältnis zueinander vorhanden sein müssen, damit jedes dem Körper nützen kann. Anders gesagt: Bekommt der Körper während längerer Zeit eines dieser Vitamine in höherem Maße, können Mängelsymptome bezüglich der übrigen B-Vitamine auftreten! Der zweite Grund ist, daß in der Regel die Nährstoffe kooperieren: der eine kann ohne den anderen nicht wirken. Von dieser Abhängigkeit weiß man noch nicht lange, aber sie hat sich immer wieder bestätigt.

Daß Kalzium Vitamin D braucht, ist seit längerem bekannt, ebenfalls das notwendige Gleichgewicht zwischen Natrium und Kalium, zwischen Kalzium und Magnesium oder zwischen Kupfer und Vitamin B12 zur Fixierung des Eisens auf dem Hämoglobin. Und so fort.

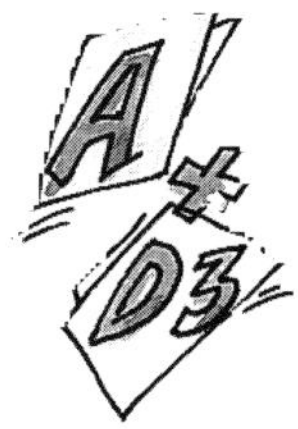

Nun vereinigt die Natur oft jene Nährstoffe, die zusammenwirken. Das Vitamin A aus tierischer Quelle (nicht das Beta-Karotin der Pflanzen) ist immer mit dem Vitamin D3 verbunden, wie zum Beispiel in Milch und Lebertran. Wird nun Vitamin A isoliert abgegeben, kann Entkalkung die Folge sein, die nicht vorkommen würde mit Vitamin D3, welches das Kalzium fixiert. Umgekehrt erfolgte mit Vitamin D3 ohne Vitamin A eine parasitische Kalzifikation in Gefäßen und Nieren – und nicht in den Knochen.

Freilich, die Nährstoffkomplexe müssen richtig zusammengestellt sein. Nun ist es bei den noch immer unvollkommenen Kenntnissen sicherer, natürliche Komplexe zu verwenden und nicht solche, die in einem Laboratorium zusammengestellt worden sind. Sie wirken harmonischer und sind physiologischer und gesünder. Sie ergänzen die Nahrungsmittel, und deshalb werden sie auch Nahrungsergänzungsmittel genannt.

Die natürlichen Komplexe

Die Natur hält zahlreiche Nährstoffkomplexe bereit; elf davon werden in diesem Buch behandelt. Es sind die hauptsächlichsten. Sie decken sämtliche Bedürfnisse, können sich allen Fällen anpassen und verhalfen zahlreichen Menschen zu neuer Lebenskraft oder Gesundheit. Es sind dies Bierhefe, Blütenpollen, Gelee royale, Ginseng, Lebertran, Leinöl, Meeralgen, Sanddorn, Schwarze Melasse, Spirulina und Weizenkeime. Viele haben vom einen oder andern gehört oder dies und jenes schon ausprobiert. Wie umfassend ihre Eigenschaften sind und wie wirksam sie zum Wiederfinden der Gesundheit sein können, ist wohl weniger bekannt.

Jedem Komplex ist ein eigenes Kapitel gewidmet. Zusammensetzung und Anwendungsmöglichkeiten, Handelsformen, Dosierung und Dauer der Kur werden erklärt.

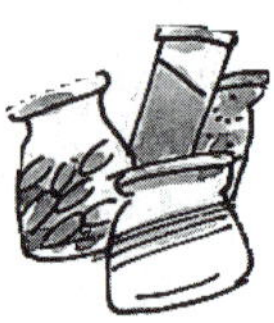

Allen eigen ist ein hoher und vielfältiger Gehalt an Nährstoffen: Bierhefe zum Beispiel ist reichste Quelle für die Vitamine der B-Gruppe; Spirulina für die Vitamine A, B12, F, E und die essentiellen Aminosäuren; Weizenkeime für Vitamin E, zusammen mit der Spirulina; Blütenpollen vereinigen fast alle Vitamine, Meeralgen fast alle Mineralstoffe und Spurenelemente, Spirulina alle essentiellen Aminosäuren. Und so fort.

Eine Kur deckt zuerst die Mängel an jenen Nährstoffen, die in den Komplexen enthalten sind. Mit der Zeit jedoch können auch Mängel an Nährstoffen gedeckt werden, die sich nicht oder nur in geringem Maße in dem betreffenden Komplex befinden, da die Abhängigkeit der Nährstoffe voneinander die Aufnahme und Verwertung aller begünstigt. Alle diese Stoffe können vom Körper leicht aufgenommen werden und ihm deshalb problemlos von Nutzen sein.

Anwendung

Die Kuren sind einfach durchzuführen. Man nimmt je nachdem ein- bis dreimal täglich eine Dosis des gewählten Komplexes mit etwas Wasser ein oder mischt ihn unter die Nahrung. Es gibt verschiedene Möglichkeiten:

- Ein einzelner Nährstoffkomplex wird gewählt und während der ganzen Kur eingenommen.
- Zwei bis drei Komplexe werden gewählt und gleichzeitig eingenommen.
- Zwei bis drei Komplexe werden gewählt und jeden Tag abwechslungsweise eingenommen.

Die Dauer beträgt in der Regel einen Monat für kurze, zwei bis drei Monate für lange Kuren. Ein besonders nötiger Komplex kann auch während eines ganzen Jahres genommen werden.

Der Komplex wird entweder nach seiner Zusammensetzung gewählt oder nach den Beschwerden. Im ersten Fall beispielsweise Bierhefe bei Vitamin-B-Mangel. Beim zweiten Vorgehen sucht man auf der Liste (Seite 135) erst die Beschwerden und Krankheiten mit den Angaben der geeignetsten Nährstoffkomplexe.

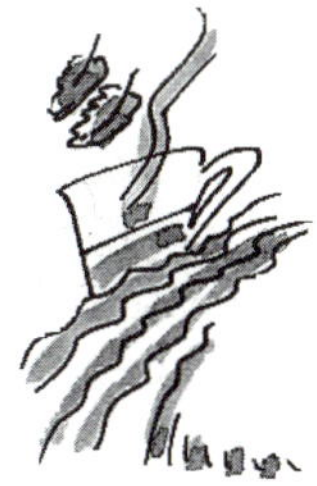

Waren die Beschwerden ausschließlich durch Nährstoffmangel bedingt, bringt eine Kur mit diesem Nährstoffkomplex die Gesundheit zurück. Oft haben Krankheiten und Beschwerden jedoch verschiedene Ursachen. In diesem Falle sollte nicht gezögert werden, nebst dem Nährstoffkomplex auch andere Heilmethoden anzuwenden (Entgiftungskur, Phytotherapie, Wassertherapie usw.).

Mit der Anwendung lernt man die Nährstoffkomplexe kennen und stellt meist auch fest, daß man auf den einen besser anspricht als auf den anderen: eine Frage der «Sympathie» zwischen dem Temperament des Patienten und jenem des Nährstoffkomplexes. Dies erklärt auch, weshalb gewisse Menschen des Lobes voll sind über den einen, während andere keine Wirkung verspüren. Mangel an Wirkung heißt jedoch nicht, daß der Nährstoffkomplex wirkungslos ist, sondern nur, daß keine Affinität vorhanden ist.

Bierhefe

Bierhefe ist ein Nahrungsergänzungsmittel mit einer Vielfalt an Nährstoffen. Sie ist reich an Aminosäuren, Mineralstoffen und Vitaminen, besonders dem B-Komplex.

Die Hefe besteht aus mikroskopisch kleinen, einzelligen Pilzen. Ihr Durchmesser beträgt 5 bis 8tausendstel Millimeter. 1 Gramm Hefe enthält ungefähr 7 Milliarden Zellen.

Die Hefe vermehrt sich durch Zellteilung. Eine Zelle, Mutterzelle genannt, teilt sich in zwei Zellen. Die Mutterzelle selbst besteht dann nicht mehr, dafür aber zwei Tochterzellen. Diese teilen sich ihrerseits. Dies geschieht mit beträchtlicher Geschwindigkeit: etwa alle zwei Stunden. Nach 60 Stunden ist eine Milliarde Zellen erreicht. Da mit Milliarden von Mutterzellen gezüchtet wird, ist in kurzer Zeit eine große Menge Hefe produziert.

Es gibt über 350 verschiedene Hefesorten. Uns interessiert die Brauereihefe, also jene Hefe, die zur Bierherstellung benötigt wird. Im Gegensatz zu allen anderen Hefen, die sich mit mittelmäßigen Nährböden zufriedengeben (Holzabfälle, Rübenmelasse usw.), braucht die Bierhefe einen Nährboden aus Hopfen, Wasser und Malz, das heißt: gekeimte Gerste.

Wichtig ist das Milieu, in dem sich die Bierhefe entwickelt, denn Hefezellen benötigen nicht nur zahlreiche Nährstoffe, sondern legen auch große Vorräte an Vitaminen und Mineralstoffen an. Bekommt die Bierhefe einen nährstoffreichen Boden, enthält sie schließlich eine Vielfalt an Nährstoffen, was demjenigen, der sie einnimmt, sehr zustatten kommt.

Wie man dem Namen entnehmen kann, ist die Bierhefe notwendig zur Gärung der Mischung aus Wasser, Hopfen und gekeimten Gerstenkörnern, welche die Grundlage des Biers ist. Die Nährstoffe der Gerste sind an sich schon bedeutend, durch das Keimen wird ihr Gehalt jedoch noch erhöht: das Biotin zum Beispiel wird verdreifacht, das Vitamin B2 versechsfacht. Und so fort.

Nach der Gärung wird gefiltert, der flüssige Teil (das Bier) vom dickeren Rückstand (der Bierhefe) getrennt. Der Rückstand wird gewaschen und von den bitteren Hopfenrückständen befreit. Dann sind zwei Vorgehen möglich: die Plasmolyse oder die Lyophilisation. Bei der Plasmolyse wird die Hefe auf eine Temperatur von 85 Grad erwärmt, was die Zellwände zum Platzen bringt und die Nährstoffe freisetzt. Die Vitamine bleiben dabei unversehrt. Schließlich wird der Hefe die Form gegeben: Pulver oder Tabletten. Damit ist die Nahrungsergänzung auch schon bereit.

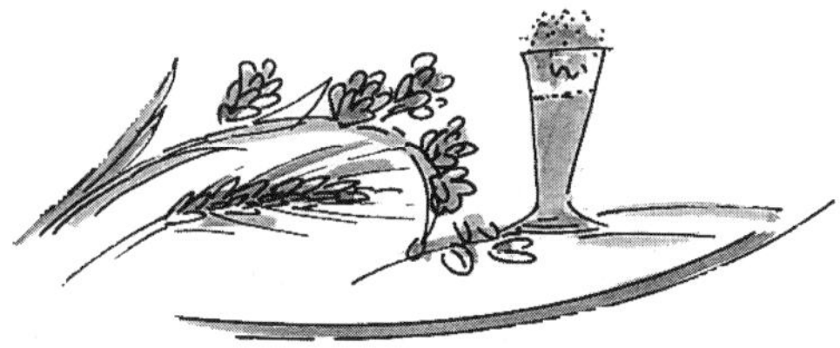

Die Lyophilisation oder Gefriertrocknung trocknet die Hefezellen aus, ohne sie zu sprengen; sie behalten ihre Fortpflanzungsfähigkeit. Die Zellen werden wieder aktiv, sobald sie mit Flüssigkeit in Kontakt kommen. Man nennt sie «lebendige Hefen» und findet sie in flüssiger Form, als Tabletten oder Kapseln.

Früher wurde die Hefe vom Bier nicht oder nicht so gut getrennt. Das Bier enthielt dadurch noch Hefe und war dickflüssiger, was seinen Beinamen «flüssiges Brot» erklärt. Mehr noch: es gab Ärzte, die die Brauerei als «edelste Apotheke» bezeichneten. Die Hefe im Bier mit ihrem Reichtum an Nährstoffen wirkte heilend bei Mangelerkrankungen. Deshalb wurde bereits im alten Ägypten das Bier als Gesundheitsgetränk empfohlen. Auch Paracelsus und Hildegard von Bingen verabreichten Bier als Medikament.

Heute ist das Bier gut gefiltert und enthält keine Hefe mehr. Wer seine heilenden Eigenschaften nutzen will, muß sie als Nahrungsergänzungsmittel zu sich nehmen. Die Nachfrage ist groß, und nicht jede Hefe diente vorher der Bierfabrikation. Je nach Hersteller wird der Nährboden noch mit Heilpflanzen oder Mineralstoffen angereichert.

Zusammensetzung

Im allgemeinen besitzt die Hefe einen hohen Anteil an Proteinen: ungefähr die Hälfte ihres Gewichts! Zum Vergleich: Fleisch enthält 15 bis 25%, Eier 12%, Sojabohnen 35% Proteine. Nur die Spirulina, die wir in einem anderen Kapitel behandeln werden, enthält noch mehr Eiweiß.

Die Hefe ist fettarm (1 bis 3% des Gesamtgewichtes). Ihre Zucker sind Polysaccharide, die langsam verdaut werden und die Bauchspeicheldrüse nicht anregen, also keinen Insulinschock auslösen. Die getrocknete Hefe enthält nur noch 5% Wasser. Bierhefe enthält keine Zellulose, hingegen einen bemerkenswerten Gehalt an Mineralstoffen: 7,5 bis 9%. Noch höher ist der Vitamingehalt, besonders an Vitaminen der B-Gruppe.

Proteine

Der hohe Proteingehalt ist eine der wesentlichen Eigenschaften der Hefe. Für den Wert der Ernährung ist diese Eigenschaft allerdings nicht ausreichend: Die Proteine müssen auch alle für den Körper notwendigen Aminosäuren enthalten.

Die Aminosäuren sind die Bausteine der Proteine. Ungefähr zwanzig Aminosäuren sind notwendig für den Aufbau der verschiedenen Proteine. Jedes Tier und jeder Mensch stellt seine ihm eigenen Proteine her, d. h. mit einer besonderen Auswahl und Anzahl an Aminosäuren.

Von den zwanzig existierenden Aminosäuren sind acht für den Menschen unentbehrlich: Isoleucin, Leucin, Lysin, Methionin, Phenylalanin, Threonin, Tryphtophan und Valin; im Gegensatz zu den anderen kann sie der Körper nicht selber herstellen, wenn sie fehlen. Deshalb bezeichnet man diese acht als die essentiellen Aminosäuren. Daraus folgt, daß ein proteinreiches Nahrungsmittel nur dann einen hohen Nährwert hat, wenn es alle acht essentiellen Aminosäuren enthält.

Dies ist der Fall bei den Milchprodukten, den Eiern, dem Fleisch und dem Fisch, also Proteinen tierischen Ursprungs. Nur selten gilt dies bei Nahrungsmitteln pflanzlicher Herkunft, wie den Getreiden und den Hülsenfrüchten; eine Ausnahme machen hier Soja und ... die Bierhefe. Bierhefe enthält darüber hinaus nicht nur alle acht essentiellen Aminosäuren – sie enthält sie zudem in ausgesprochen großzügigen Mengen, was ihren Wert noch erhöht.

Bei der Bierhefe ist die Verteilung der verschiedenen Aminosäuren, essentiellen und nichtessentiellen, ähnlich wie beim Fleisch. Aus diesem Grund wird sie Vegetariern oft empfohlen.

Der Wert eines proteinreichen Nahrungsmittels mißt sich zudem am Verwertungsfaktor. Die in einem Nahrungsmittel vorhandenen Aminosäuren werden nie alle verwertet. Einige finden keinen Zugang während der Verdauung, andere finden keinen Platz in einer Verbindung von Aminosäuren, die zum Aufbau eines Eiweißes benötigt werden. Je höher nun der Verwertungsfaktor eines Nahrungsmittels ist, desto nützlicher sind seine Proteine für uns. Nun ist der Verwertungsfaktor bei der Bierhefe sehr hoch: 95% der Aminosäuren können verwertet werden.

Die Hefe ist somit eine ausgezeichnete Proteinquelle, nicht nur hinsichtlich der großzügigen Zufuhr, sondern auch wegen der Leichtigkeit, mit welcher der Körper daraus Nutzen ziehen kann.

Vitamine

Bierhefe enthält weder Vitamin C, A, E noch F; sie ist dagegen reich an allen Vitaminen der B-Gruppe. Sie gehört mit Weizenkeimen, Vollreis und Leber zu den vier einzigen wichtigen, das heißt sicheren Vitamin-B-Quellen. Vitamin B ist auch in anderen Lebensmitteln zu finden, manchmal sogar reichhaltig, doch nicht in dieser Vollständigkeit. Und gerade das ist von großer Wichtigkeit, da eine Eigenschaft der B-Vitamine deren Zusammenwirken ist; mit anderen Worten, die Tätigkeit eines Vitamins wird durch die Anwesenheit der anderen begünstigt. Ganz besonders reich ist Bierhefe an den Vitaminen B1, B2 und B3. 10 Gramm Hefe (1 Eßlöffel Pulver) – Durchschnittsdosis während einer Kur – decken den Tagesbedarf an Vitamin B1, einen Drittel des Tagesbedarfs an B2 und einen Viertel an B3.

Sind gewisse Vitamine, wie zum Beispiel Vitamin A, für die einen Organe oder Gewebe notwendiger als für andere, so brauchen alle Zellen des Organismus die B-Vitamine.

Bei einem Mangel wird der gesamte Organismus beeinträchtigt, nicht nur das eine oder das andere Organ. Die Ursache liegt darin, daß jedesmal, wenn eine Zelle Proteine, Fette oder Kohlenhydrate verbraucht oder umwandelt, die B-Vitamine daran beteiligt sind, d.h. also bei praktisch jeder Stoffwechselfunktion. Ein Vitamin-B-Mangel ist also fähig, Funktionsstörungen und Beschädigungen auftreten zu lassen.

Abgesehen von der Rolle, die die B-Vitamine bei den Stoffwechselfunktionen spielen, tragen sie auch zum richtigen Funktionieren des Nervensystems bei. Sie sind an der Ernährung der Nervenzellen beteiligt und begünstigen deren Widerstandsfähigkeit, indem sie die Nerventätigkeit unterstützen. Vitamin B hilft dabei, in Streßsituationen ruhiger zu bleiben und eine angespannte intellektuelle Tätigkeit besser durchzustehen.

Ein Vitamin-B-Mangel dagegen macht nervös, ruhelos, reizbar, ängstlich und depressiv. Das nervliche Gleichgewicht ist unstabil, der Schlaf nicht gut und die Widerstandskraft gegen Sorgen und den Druck der Ereignisse von außen gering. Ein starker Mangel kann gar schwere psychische Störungen auslösen: Verzweiflung, Depression und ein Abschalten von der Wirklichkeit.

Der Vitamin-B-Komplex ist auch für die Haut sehr wichtig. Die Haut besteht aus verschiedenen übereinander gelagerten Zellschichten, die ununterbrochen durch neue ersetzt werden. Dies geschieht sehr schnell; die Haut erneuert sich ungefähr alle vier Wochen vollständig. Ist genügend Vitamin B vorhanden, so erfolgen Erneuerung und Wiederherstellung defekter Gewebe gut: die Haut ist resistent, kräftig und geschmeidig. Bei einem Vitamin-B-Mangel hingegen ist sie weniger gut ernährt und wird verwundbar: sie ist schwach, schnell gereizt, Rötungen treten auf, Ekzeme entstehen, und die Sonnenempfindlichkeit wächst ebenfalls.

Die wohltuende Wirkung der B-Vitamine und damit der Bierhefe zeigte sich während der Pellagra-Epidemien, die Millionen von Menschen zu Anfang dieses Jahrhunderts in den Vereinigten Staaten heimgesucht haben. Pellagra ist eine Vitamin-B-Mangelkrankheit, besonders ein Mangel an Vitamin B3 (Nikotinsäureamid). Die Krankheit zeigt sich durch rote Hautflecken – ähnlich wie bei einem Sonnenbrand – an den lichtausgesetzten Stellen, begleitet von innerlichen, nicht weniger schmerzhaften Beschwerden: Entzündung von Mund und Zunge, Gastro-Enteritis (Magen-Darmschleimhaut-Entzündung), Nervenstörungen, die von einfacher Müdigkeit bis zu Kraftlosigkeit mit Lähmungen führen, ebenso zu erst leichten, dann schwereren psychischen Störungen bis zum Wahnsinn. Ohne Behandlung führt die Krankheit zum Tod; daher ihr Beiname: «der rote Tod».

Tausende starben Anfang Jahrhundert in gewissen ärmeren Teilen der Vereinigten Staaten. Siedlungen verwandelten sich in Geisterstädte voller roter Kinder, erschöpfter, apathischer, vegetierender oder verrückt gewordener Menschen.

Da es sich eindeutig um eine epidemische Krankheit handelte, forschte man nach dem Krankheitserreger. Trotz enormer Anstrengungen konnte keine Mikrobe entdeckt, kein Medikament gefunden werden. Das Übel breitete sich aus, ohne daß eine Möglichkeit bestand, einzugreifen. Dank einem Forscher, der sich darüber wunderte, daß weder die behandelnden Ärzte noch das Pflegepersonal erkrankten und die Krankheit vorwiegend in armen Gegenden grassierte, in denen Mais das Hauptnahrungsmittel war, konnte schließlich herausgefunden werden, daß Mais keine Vitamine des B-Komplexes enthält und diese auch in keinen anderen Nahrungsmitteln dieser Bevölkerungsgruppen vorkommen. So ergab sich das Mittel zur Bekämpfung der Pellagra-Epidemie von selbst, es begann die größte Bierhefekur aller Zeiten. Mehr als zwei Millionen Menschen wurden regelmäßig durch Rotkreuzhelfer mit Bierhefe versorgt. Die Krankheit war besiegt, ohne Medikament, nur dank der Abgabe eines natürlichen Nahrungsergänzungsmittels.

Mineralstoffe und Spurenelemente

An Mineralstoffen ist die Bierhefe weniger reich als an Vitaminen. Sie enthält vor allem Kalzium, Phosphor, Kalium, Magnesium und Eisen. Hoch ist der Phosphorgehalt: 1200 mg in 100 g Hefe. Mit nur 10 g kann ein Viertel des Tagesbedarfs gedeckt werden. Neben Magnesium und Kalzium ist Phosphor wichtig für Gehirn und Nervensystem. Das Eisen in 10 g Hefe deckt einen Zehntel des Tagesbedarfs. Seine anti-anämische Wirkung wird noch verstärkt durch verschiedene anti-anämische Faktoren in der Hefe.

Spurenelemente sind Jod, Kupfer, Zink, Mangan, Chrom und Selenium – letzteres eine Substanz gegen Krebserkrankungen und gegen Herz- und Gefäßleiden – dies dank seiner Fähigkeit, freie Radikale zu neutralisieren.

Indikation

Akne, Furunkel

Wie alle Hauterkrankungen, ist auch die Akne durch eine übermäßige Ausscheidung von Toxinen bedingt: Rückstände und Schlacken schlecht verwerteter Nahrungsmittel, wie Fette, Zucker, Eiweiß. Nun verhelfen, wie gesagt, die B-Vitamine zum richtigen Funktionieren des Fett-, Protein- und Kohlenhydrat-Stoffwechsels. Bierhefe wirkt also auf die tieferen Ursachen der Akne, indem sie die Schlackenbildung vermindert. Da die B-Vitamine den Stoffwechsel der Haut begünstigen, wirkt die Hefe auch oberflächlich, indem sie die Tätigkeit der Talgdrüsen verbessert. Außerdem hemmt sie die Infektionskeime von Akne und Furunkeln. Diese «natürliche» antibiotische Wirkung hat allerdings nur «lebendige» Hefe.

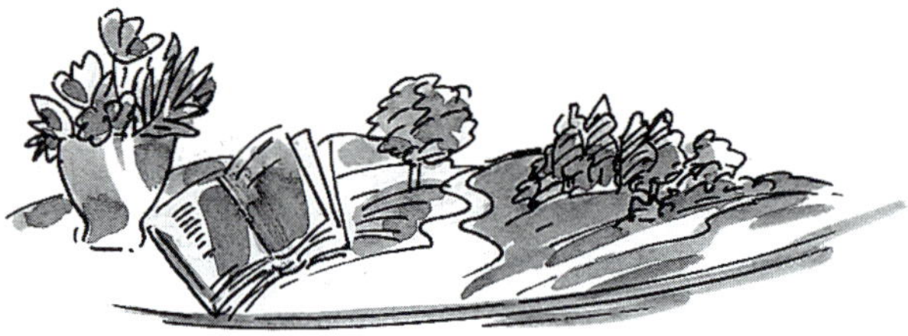

Alkohol, Leber

Alkohol zerstört die B-Vitamine. Vitamin-B-Mangelkrankheiten können eine mögliche Folge übermäßigen Konsums sein. Also gilt: so wenig Alkohol als möglich und Ausgleich des Vitaminmangels durch regelmäßigen Bierhefekonsum.

Bierhefe-Kuren helfen mit gewissem Erfolg bei Leberschrumpfung (Zirrhose), einer typischen durch Alkoholkonsum verursachten Erkrankung. Auch andere Leberkrankheiten oder Leberschwächen können günstig beeinflußt werden.

Blutarmut

Blutarmut (Anämie) ist entweder bedingt durch Eisenmangel oder ungenügende Anzahl roter Blutkörperchen. Die Bierhefe enthält Eisen, das leicht assimilierbar ist, aber auch Faktoren, welche die Produktion roter Blutkörperchen begünstigen (unter anderen Vitamin B12 und Folsäure).

Antibiotika, Darmflora

Antibiotika töten nicht nur die schädlichen, sondern auch die nützlichen Mikroorganismen der Darmflora, die für einen einwandfreien Ablauf der Verdauungsvorgänge unerläßlich sind; die Einnahme von Antibiotika kann deshalb starken Durchfall und Verdauungsprobleme auslösen. Gebräuchlichstes Mittel zur Wiederherstellung der Darmflora ist Bierhefe; am wirksamsten ist die lebendige Bierhefe.

Depressionen

Sorgen oder emotionelle Schocks können eine Depression auslösen, aber dies können auch Mängel an Nährstoffen – ohne daß ein psychischer Grund vorhanden sein müßte. Das Nervensystem ist mit Mineralstoffen, Spurenelementen und Vitaminen ungenügend versorgt und dadurch geschwächt. Die Kraft, Beanspruchungen von außen standzuhalten, nimmt ab, die Fähigkeit, einen Schock zu verarbeiten oder Streß zu bewältigen, vermindert sich ebenfalls. Man fühlt sich zunehmend unfähig, den Alltag zu bestehen, und verliert jede Lebensfreude.

Bei Depressionen wegen Nährstoffmangels kann Bierhefe große Dienste leisten. Sie führt dem Organismus eine Vielzahl notwendiger Nährstoffe zu; das Nervensystem wird gestärkt. Der Kranke findet seine Spannkraft wieder.

Diabetes

Diabetiker müssen nicht auf Bierhefe verzichten. Nicht nur ist der Zuckergehalt schwach, Zucker ist außerdem in einer Form vorhanden, der die Bauchspeicheldrüse nicht beansprucht, also keinen Insulinschock auslöst. Zudem wirken verschiedene Nährstoffe (unter anderen Chrom) begünstigend auf den Zuckerstoffwechsel und vermindern das Bedürfnis nach Insulin. Die Folge ist eine Entlastung der Bauchspeicheldrüse.

Ekzeme

Seit der Antike werden Hefewickel zur Pflege von Wunden, Verbrennungen und Geschwüren verwendet. Die innerliche Anwendung ist wirksam bei Pickeln, Akne, Nesselfieber, Juckreiz und ganz allgemein bei Hautkrankheiten (Dermatosen).

Haare

Vorzeitiges Ergrauen soll durch einen Vitamin-B-Mangel ausgelöst werden. Die Hefe wirkt allgemein günstig auf mattes und sprödes Haar sowie gegen starken Haarausfall.

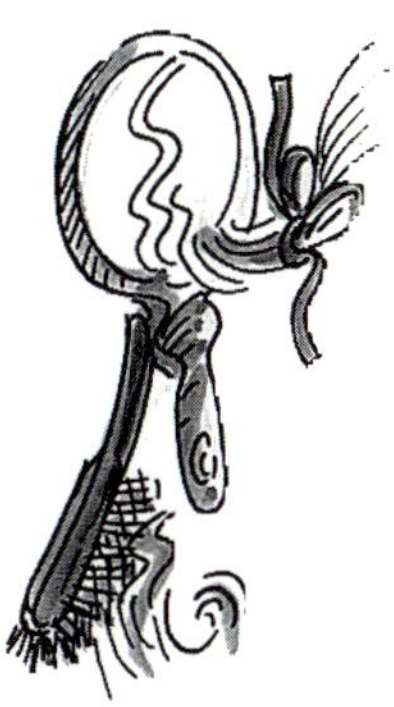

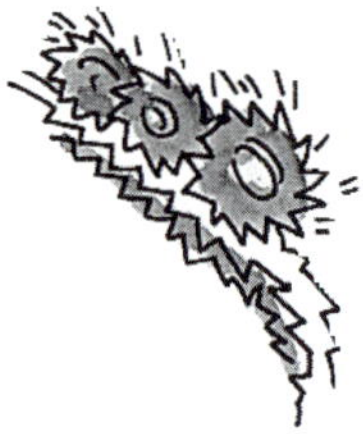

Kräftemangel, Müdigkeit

Durch ihren Reichtum an Nährstoffen belebt Hefe die organischen Funktionen und regt die Energieproduktion an. Sie wirkt gegen Müdigkeit, d. h. sie hilft die Müdigkeitstoxine neutralisieren und ausscheiden. Eine Wirkung kann sich schon nach einigen Tagen einstellen.

Krebs

Gewisse Forscher anerkennen die Bierhefe als Faktor, der vor Krebs schützt. Die vielfältigen Nährstoffe unterstützen das Immunsystem und die Entgiftungsfunktion der Leber, die in gesundem Zustand zahlreiche krebserzeugende Substanzen neutralisieren kann.

Nervosität, Reizbarkeit, Schlaflosigkeit

Bierhefe ist eine Nervennahrung. Dank Vitamin B, Magnesium, Kalzium und Lezithin entspannen sich die Nerven und verlieren ihre Übersensibilität und Reizbarkeit. Die Kur verhilft zu mehr innerer Ruhe. Die Bierhefe wirkt auch günstig bei Schlaflosigkeit: Man schläft leichter ein, der Schlaf ist tiefer und erholsamer.

Schwangerschaft

Wegen ihres Reichtums an Proteinen und anderen Nährstoffen ist der regelmäßige Konsum von Hefe während der Schwangerschaft angezeigt. Die Hefe wirkt auch bei Schwangerschaftsbeschwerden wie Übelkeit, Erbrechen und Krämpfen in den Beinen.

Senioren

In einem Lebensabschnitt, wo Verdauungs- und Assimilationsfähigkeiten nachlassen, kann Bierhefe nur willkommen sein. Der Proteinreichtum hilft, die Vitalität der Gewebe aufrechtzuerhalten. Vitamine, Spurenelemente und Mineralstoffe begünstigen die Stoffwechselfunktionen und damit die physische und intellektuelle Leistungsfähigkeit (Konzentration, Gedächtnis).

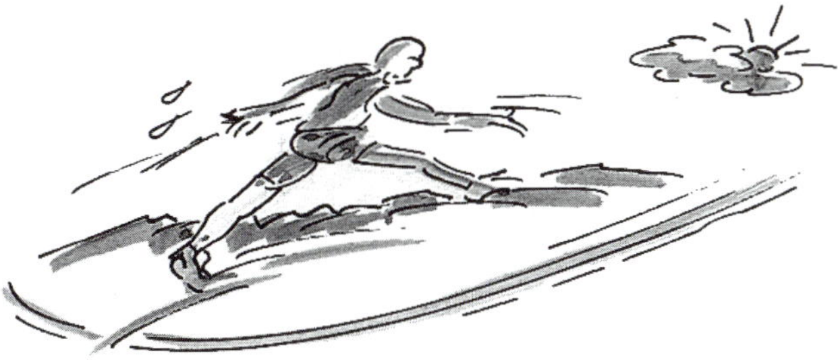

Sport

Physische Anstrengung und Schwitzen verursachen einen Verlust an Vitaminen und Mineralstoffen und erhöhen den Nährstoffbedarf. Die B-Vitamine sind besonders wichtig für eine gute Umwandlung der Kohlenhydrate in Energie. Sie sind auch notwendig für die Ausscheidung der Schlacken, die durch körperliche Anstrengung entstehen. Bierhefe verkürzt somit die Erholungszeit der Sportler.

Stillen

Die Bierhefe regt die Milchbildung leicht an und stellt über die Proteine die für die Milchbildung notwendigen Aminosäuren zur Verfügung.

Streß, Überarbeitung

Streß jeder Art erhöht den Nährstoffbedarf. Da dieser schon im normalen Zustand meist ungenügend gedeckt wird, ist es um so wichtiger, den abrupt steigenden Bedarf zu stillen. Bierhefe eignet sich dazu hervorragend.

Übergewicht

Die Bierhefe vereint zahlreiche wesentliche Nährstoffe, ist aber kalorienarm (10 Gramm Hefe enthalten ungefähr 30 kcal). Indem die Hefe beiträgt, vielfältige Mängel zu decken, beugt sie falschen Hungergefühlen vor. Denn fehlt auch nur ein einziger Nährstoff, versucht der Körper, die fehlende Substanz zu erhalten, indem er uns zum Essen drängt, was bis zur Bulimie (Eß-Brechsucht) führen kann. Wer auf ausgewogene und ausreichende Nährstoffzufuhr achtet, kann überflüssige Kalorien vermeiden.

- **Verdauung, Verstopfung**
Regelmäßige Einnahme von Bierhefe begünstigt die Absonderung der Verdauungssäfte in Magen und Darm und wirkt auch leicht beschleunigend auf die Darmpassage – nützlich vor allem bei trägem Darm (Neigung zu Verstopfung).

- **Wachstum**
Dank Zusammenwirken von Aminosäuren, Vitaminen und Mineralstoffen begünstigt die Bierhefe das Wachstum. Sie wurde in Drittweltländern erfolgreich bei unterernährten Kindern eingesetzt. Deren Wachstum normalisierte sich, und sie waren besser gegen Krankheiten geschützt.

- **Einschränkungen**
Es gibt nur zwei Einschränkungen: Nierenschwäche und Gicht (Bierhefe enthält Purine, das sind harnsäurebildende Eiweißsubstanzen). Es sei jedoch darauf hingewiesen, daß die Zufuhr extrem hoch sein muß (3–4 gehäufte Eßlöffel täglich), um den gleichen Puringehalt zu erreichen wie mit 120 g Fleisch.

Gasbildung im Darm oder Blähungen sind nicht negativ, sondern im Gegenteil Zeichen dafür, daß eine Kur äußerst notwendig ist, denn Vitamin-B-Mangel beeinträchtigt die Verdauung. Die Hefe wird also wie alle anderen Lebensmittel auch nur ungenügend verdaut; das führt zu Gasbildung. Man beginne mit einer kleinen Dosis und steigere diese im Laufe der Kur. Leute mit normaler Verdauung haben keine Probleme mit der Bierhefe.

Handelsformen

Für Kuren wird entweder Bierhefe oder Edelhefe verwendet. Erhältlich ist sie in Pulver- oder Tablettenform. – Backhefe darf nicht zu therapeutischen Zwecken verwendet werden!

- **Hefepulver**
Pulver ist am gebräuchlichsten. Man überstreut die Nahrung

damit (Gemüse, Getreide, Butterbrote) oder reichert Salatsaucen, Joghurt, Wasser, Frucht- oder Gemüsesaft damit an. Wichtig: Hefe darf nicht gekocht werden! Der Geschmack ist je nach Hersteller verschieden. Man suche nach dem Produkt, dessen Geschmack einem am besten zusagt.

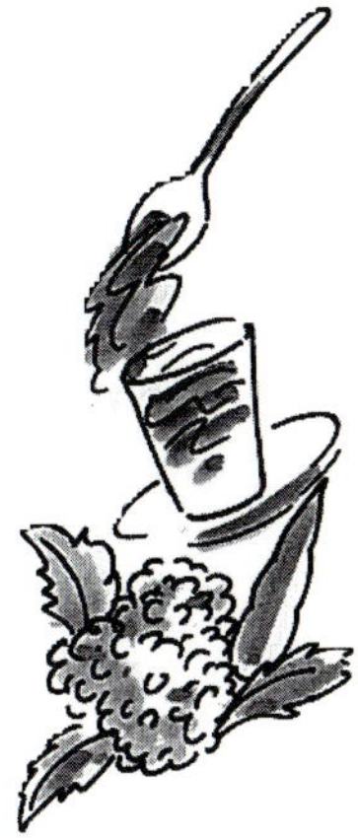

Hefetabletten

Der Geschmack der Hefe ist nicht unangenehm, aber leicht bitter. Wem dies nicht zusagt, der kann auf Hefetabletten ausweichen. Die Tabletten, hergestellt mit natürlicher Hefe und einem natürlichen Bindemittel, werden mit etwas Wasser geschluckt.

Flüssige Hefe

Bierhefe gibt es auch in flüssiger Form. Dabei handelt es sich entweder um Hefe, die nie getrocknet wurde (gewisse Sorten von «lebendigen Hefen»), oder um Hefe in Pulverform, der man nachträglich einem Frucht- oder Gemüsesaft beimischt (es gibt zahlreiche Produkte) oder die man mit Honig und braunem Zucker vermengt (Elixier).

Anwendung

Für eine Kur muß die Menge genügend groß sein.

Dosierung

Ein gehäufter Eßlöffel (ungefähr 14 g) täglich ist eine mittlere Dosis für längere Kuren. Für kürzere Intensivkuren nimmt man 2–3 gehäufte Eßlöffel täglich.

Bei Hefetabletten oder Hefe in anderer Formen sind die Angaben des Herstellers zu beachten. Dabei ist zu sagen, daß im allgemeinen die Dosierung mit täglich 5–8 Tabletten zu tief ist. Es braucht viel, damit die Dosis einem gehäuften Eßlöffel entspricht.

Es ist ratsam, die Kur mit einer kleinen Dosis zu beginnen, damit sich der Verdauungstrakt langsam an das neue Nahrungsergänzungsmittel gewöhnen kann. So sind auch allfällige Blähungen zu vermeiden.

- **Dauer**

Bierhefe-Kuren dauern zwischen 3–4 Wochen und 2–3 Monate. Je älter und tiefgehender die Nährstoffmängel, desto länger die Kur. Kurze Kuren von einigen Wochen eignen sich für Streßzeiten oder nach Zeiten der Überanstrengung.

Kuren sind sowohl als Heilmittel als auch zur Vorbeugung empfohlen.

Blütenpollen

Die heilenden und belebenden Kräfte der Blütenpollen wurden von Bienenzüchtern entdeckt. Sie beobachteten, daß Bienenvölker mit ausgiebigen Reserven an Blütenpollen kräftiger und resistenter waren. Neugierig, ob sich beim Menschen die gleiche günstige Wirkung einstellen würde, versuchten die Züchter die Blütenpollen – mit Erfolg. So gehören sie denn seit Jahrhunderten zur Volksmedizin.

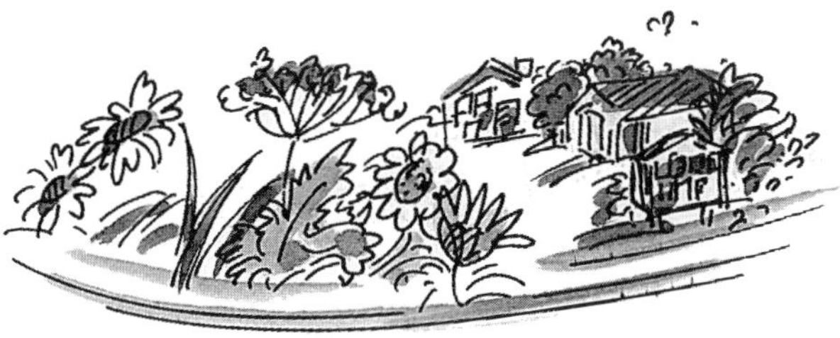

Die Pollen sind der männliche Same der Blüte. Nährstoffreich, enthalten sie alles zur Bildung und zum Wachstum einer Pflanze. Als feines, farbiges Pulver bedecken sie im Blütenkelch die Staubgefäße. Die Befruchtung geschieht über den Wind oder die Biene. Es gibt zahlreiche Sorten von Blütenpollen (eine für jede Blumenart) – und jede unterscheidet sich von den andern durch Form und Farbe der Samenkörner. Diese sind sehr klein; sie messen nur etwa 20 bis 40 Mikron im Durchschnitt (ein Mikron entspricht einem millionstel Millimeter).

Die Bienen, vor allem bekannt für das Nektarsammeln und die Honigproduktion, sind noch fleißigere Sammlerinnen von Blütenpollen. Jeder Bienenstock wirft jährlich eine Ernte von 30–40 kg ab, verglichen mit 18–21 kg Nektar, was 6–7 kg Honig ergibt.

Blütenpollen sind Hauptnahrung der Bienen, nicht etwa Honig, wie allgemein angenommen wird. Die Pollen, mit Wasser und Honig zu einem Brei vermischt, ernähren die Arbeitsbienen ihr ganzes Leben lang, ausgenommen die ersten zwei, drei Tage, während deren Gelee royale ihre Nahrung darstellt.

Die Bienen sind zum Pollensammeln gut ausgerüstet. Das dritte, hintere Beinpaar hat an jedem Bein drei nützliche Werkzeuge: «Fersenbürste», «Stößel» und «Körbchen». Auf der «Fersenbürste» aus etwa zehn horizontalen Reihen steifer Haare bleiben die Pollenkörner hängen. Mit dem «Stößel» «glättet» die Biene die Bürstenhaare, das heißt stößt die verteilten Samenkörner zusammen und ins «Körbchen». Diese ist eine Art Behälter am äußeren Teil des Schienbeins: Hier werden mit Hilfe von Speichelabsonderungen und etwas Nektar die Samenkörner zu kleinen «Knäueln» zusammengedrängt – im Durchschnitt 2–3 mm groß und 7–8 mg schwer. Ein Knäuel enhält ungefähr 1 Million Blütensamen und ist als gelbliche Kugel an den Hinterbeinen der Bienen sichtbar.

Im Bienenstock werden die Pollen entweder gleich für den Nahrungsbrei verwendet oder als Wintervorrat eingelagert. Zuständig für die Aufbewahrung sind die «Vorratsbienen». Sie pressen mit dem Kopf etwa zwanzig «Knäuel» in eine Wabe.

Die Blütenpollen für das Nahrungsergänzungsmittel werden den Bienen vom Imker am Eingang zum Bienenstock mit einer «Pollenfalle» abgenommen. Die Falle wird alle ein, zwei Tage geleert und der Inhalt zur Konservierung getrocknet. Da die Pollen für die Ernährung der Bienen und damit für ihr Überleben unentbehrlich sind, darf die Ernte 5–10% des Gesamtertrags eines Bienenstocks nicht übersteigen.

Zusammensetzung

Wie gesagt: Jede Pflanze erzeugt ihre eigenen Pollen. Doch da die Bienen bei einer Vielzahl von Blumen sammeln, ist auch das Nahrungsergänzungsmittel eine Mischung. Wir führen deshalb eine durchschnittliche Zusammensetzung an.

Die Pollen bestehen zu 35% aus Proteinen. Sie enthalten die unentbehrlichen acht essentiellen Aminosäuren. Unter diesen ist eine besonders reichhaltig vertreten: das Methionin mit 3,5 g auf 100 g Blütenpollen. Methionin ist eine Aminosäure, die neben ihrer Aufbaurolle die Ausscheidung der Toxine begünstigt. Sie hilft der Leber Gifte neutralisieren und ausscheiden. Der hohe Methionin-Anteil macht die Pollen zu einem wirksamen Entgiftungsmittel, anzuwenden bei chronischen Krankheiten und einem verschlackten Körper. Außer den acht essentiellen Aminosäuren enthalten die Blütenpollen auch alle anderen Aminosäuren. Diese kann der Organismus nötigenfalls selbst herstellen. Werden sie dem Körper jedoch zugeführt, entlastet es ihn. Die Blütenpollen enthalten auch etwa 35% Kohlenhydrate, die sie mit all ihren Vitaminen und Spurenelementen zu einem energetischen Nahrungsergänzungsmittel machen. Fette sind in der Minderzahl (rund 5%).

Vitamine

Auch der Anteil an Vitaminen ist hoch. Mit Ausnahme der Vitamine F und B4 enthalten die Blütenpollen sämtliche Vitamine, Vitamin C sehr ausgiebig (bis 6 g auf 100 g Blütenpollen).

Vitamin C hilft dem Körper gegen Infektionen und Streß ankämpfen. Es ist am Abbau und der Neutralisierung der Gifte und Toxine beteiligt. Es verleiht außerdem den Schleimhäuten und den Blutkapillaren Widerstandskraft. Es ist unentbehrlich für die Herstellung der Hormone der Nebennierenrinde (Kortison, Adrenalin usw.), die ihrerseits wiederum die organischen Abwehrkräfte steigern und entzündungshemmend wirken.

Außer dem Vitamin B4 sind im Blütenpollen alle Vitamine der B-Gruppe vorhanden, einschließlich des Vitamins B12, dessen Quellen selten sind. Vitamin B3 (Nicotinsäureamid) ist besonders gut vertreten; sein Anteil kann bis 2 g auf 100 g Blütenpollen betragen. Dieses Vitamin spielt eine Rolle bei der Zellatmung und der Hormonproduktion; überdies gibt es dem Nervensystem Kraft und Ausgeglichenheit.

Die Vitamine der B-Gruppe sind bei allen organischen und zellulären Vorgängen wirksam. So sind sie für den gesamten Stoffwechsel unentbehrlich. Bei einem Vitamin-B-Mangel ist die Energieproduktion vermindert, die Muskelspannung nimmt ab, das Nervensystem wird geschwächt und die Haut verliert an Elasitizität und Widerstandskraft.

Der Blütenpollen enthält auch Vitamin D, dessen Hauptaufgabe die Assimilierung und Fixierung des Kalziums ist, d. h. die Bildung und Entwicklung des Skeletts.

Ferner enthält der Blütenpollen Vitamin E. Dieses Vitamin kräftigt die Muskeln und das Herz. Es begünstigt die Sauerstoffversorgung der Gewebe und schützt empfindliche Substanzen wie Vitamine und Hormone vor der Zerstörung durch Oxidation. Ein Vitamin-E-Mangel führt zu männlicher wie weiblicher Sterilität und zu Menstruationsproblemen; andererseits erhöht er das Risiko von Gerinnselbildung im Blut (Thrombosen, Infarkt usw.).

Das im Blütenpollen enthaltene Vitamin A ist in Form von Karotin oder Provitamin A vorhanden. Gemeinsam mit dem Vitamin C hilft es gegen Infektionen ankämpfen. Es ist außerdem für die Haut und die Widerstandskraft der Schleimhäute wichtig. Mangel an Vitamin A führt zu Hautkrankheiten und verlangsamt Vernarbungsprozesse.

Vitamin A ist zudem notwendig für die Augen und den Sehvorgang, für das Wachstum der Gewebe und des Skeletts sowie für das Funktionieren der Hypophyse, der endokrinen

Drüse, die alle anderen hormonalen Absonderungen kontrolliert und steuert.

Mineralstoffe und Spurenelemente

Obwohl der Gehalt an Mineralstoffen und Spurenelementen weniger umfangreich ist als an Vitaminen, so ist der Blütenpollen dennoch eine nicht unbedeutende Quelle an diesen Nährstoffen.

Die am reichhaltigsten vertretenen Mineralstoffe sind Kalium, Kalzium, Magnesium, Phosphor und Silizium.

Kalium regt zahlreiche Enzyme an. Es ist verantwortlich für die Umwandlung von Glukose in Energie und für die Muskelkontraktionen. Es wirkt zudem ausgleichend auf den Wassergehalt im Organismus und auf den Zellaustausch.

Kalzium und Phosphor sind beide an der Bildung des Skeletts und am Funktionieren des Nervensystems beteiligt. Phosphor ist zudem ein wichtiger Bestandteil von Blut und Knochenmark.

Magnesium hat ebenfalls eine das Nervensystem stärkende Wirkung. Es regt die Abwehrkräfte des Körpers an, unterstützt die Muskelkontraktionen und ist für die Synthese der Aminosäuren wichtig. Mangel an Magnesium macht müde und reizbar und vermindert die Widerstandsfähigkeit des Nervensystems.

Silizium ist ein für das Wachstum und die Gewebebildung wichtiger Mineralstoff, insbesondere für die Knochen, die Haut, die Haare, die Nägel und die Schleimhäute. Bei einem Mangel können beispielsweise die Schleimhäute der Atemwege geschwächt werden, was zu einem vermehrten Auftreten von Infektionskrankheiten führen kann.

Blütenpollen enthalten zudem Eisen, Schwefel, Mangan und Kupfer.

Eisen ist nötig für den Sauerstofftransport, zur Bildung des Bluts und für die Abwehrkräfte des Organismus. Mangan regt eine große Anzahl von Enzymen an. Es schützt die Zellmembranen und wirkt regulierend auf die Übermittlung von Botschaften im Gehirn. Das gute Funktionieren der Leber ist vom Schwefel abhängig, der ebenfalls an der Regeneration der organischen Gewebe beteiligt ist. Kupfer ist wichtig für die organischen Abwehrkräfte und begünstigt die Verwertung des Vitamins C und des Eisens durch den Körper.

Indikation

- **Abmagerung**
  Indem sie alle Stoffwechselfunktionen anregen, begünstigen die Blütenpollen Verdauung und Assimilation der Nährsubstanzen, was zu wieder normalem Gewicht verhilft nach Abmagerung durch Krankheit oder infolge physischer und psychischer Belastung.

- **Anämie**
  Mit ihrem Eisen und Kupfer und den Vitaminen B12 und E fördern die Blütenpollen die Regeneration des Blutes im allgemeinen und ganz besonders bei Blutarmut.

- **Arteriosklerose**
  Die Nährstoffe regen die Reinigung des Blutes durch die Leber an, was den Cholesterinspiegel senkt und, gemeinsam mit Vitamin E, die Ablagerungen an den Gefäßwänden vermindert.

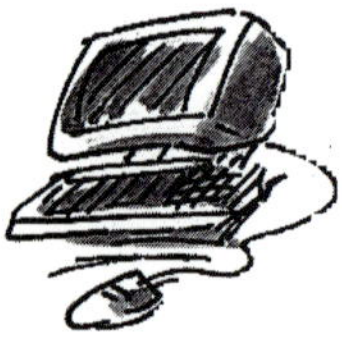

- **Augen**
  Blütenpollen wirken günstig auf müde Augen. Sie lindern die Beschwerden nach Computerarbeit und Fernsehen.

- **Depressionen**
  Dank Blütenpollen haben viele Depressive ihre Energie und Lebensfreude wiedergefunden – dies manchmal in überraschend kurzer Zeit.

Diabetes

Die Funktion der Bauchspeicheldrüse und die Verwertung des Zuckers werden durch die zahlreichen Nährstoffe begünstigt.

Dickdarmentzündung

Die Blütenpollen wirken heilend bei Dickdarmentzündung, da sie einerseits die Schleimhäute des Darmtraktes stärken und andererseits ausgleichend auf die Verdauungsorgane wirken, was Gärungen und Fäulnisprozesse vermindert, die viel Schlacken produzieren, welche die Schleimhäute reizen und angreifen.

Ekzem

Ursache von Hautkrankheiten sind oft eine zu große Menge an Toxinen, die der Körper über die Haut auszuscheiden sucht. Indem die Entgiftung der Leber angeregt wird und andererseits auch die Ausscheidung der Toxine durch den Darm begünstigt wird, eignen sich die Blütenpollen zur Behandlung von Ekzemen.

Frieren

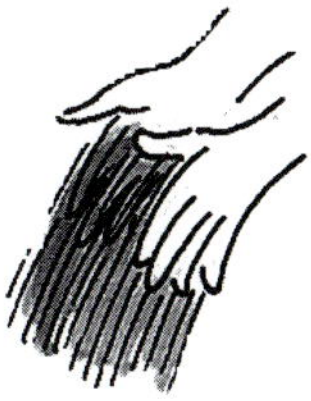

Die belebende Wirkung einer Blütenpollenkur und die damit verbundene verbesserte Blutzirkulation begünstigen eine gute Durchblutung bis an die Körperoberfläche: Die Tendenz zum Frieren sinkt.

Grippe

Die Blütenpollen stärken das Immunsystem und erhöhen ganz allgemein die Widerstandsfähigkeit gegenüber Infektionen. Sie dienen als Vorbeugung gegen Grippe, aber auch gegen postgrippale Energielosigkeit.

Kapillaren

Bei gewissen Leuten, die an Nährstoffmangel leiden, werden die haarfeinen Blutgefäße (Kapillaren) schwach und zerbrechlich. Sie platzen leicht, besonders im Bereich der Beine, wo kleine Hämatome auf der Hautoberfläche entstehen. Eine Blütenpollenkur kräftigt die Blutgefäße.

- **Kräftemangel**
  Durch ihre reichen und viefältigen Nährstoffe geben die Blütenpollen Erschöpften neue Energie, Spannkraft und Elan, was immer die Ursachen seien: Krankheit, Streß, Sorgen, Fehlernährung usw.

- **Krampfadern**
  Dank ihrer Vitamine, ganz besonders der Vitamine A, C und E, kräftigen die Blütenpollen die Gefäße und machen sie widerstandsfähiger. Sie regen andererseits auch die Blutzirkulation an, indem sie die Herztätigkeit unterstützen und gegen die Verdickung des Blutes durch Cholesterin und gesättigte Fettsäuren wirken.

- **Prostata**
  Blütenpollen erwiesen sich als überaus wirksam bei Prostataleiden. Die Beschwerden werden vermindert oder verschwinden ganz.

- Rheumatismus
  Mehr noch als Abnützung führt die Anhäufung von Schlacken und Stoffwechselrückständen zu Rheumatismus. Die entgiftende Wirkung der Pollen läßt die Entzündung in den Gelenkkapseln abschwellen, begünstigt die Regeneration des Knorpelgewebes und wirkt oft schmerzlindernd.

- **Verstopfung**
  Verstopfung wird oft mit Blütenpollen behandelt. Trotz ihrer belebenden Eigenschaften regen sie den Darm auf milde Weise an.

- **Einschränkungen**
  Es gibt keine Anwendungseinschränkungen. Angeführt werden manchmal Übergewicht und Heuschnupfen. Dazu folgendes: Blütenpollen unterstützen die Gewichtszunahme nach Abmagerung, weil sie die Stoffwechselfunktionen anregen. Was eine bessere Assimilationsfähigkeit und Gewichtszunahme bei mageren Menschen zur Folge hat, wirkt sich bei Über-

gewichtigen anders aus: Bei diesen werden Verbrennung und Ausscheidung gestärkt, was gar zu einem Gewichtsverlust führen kann.

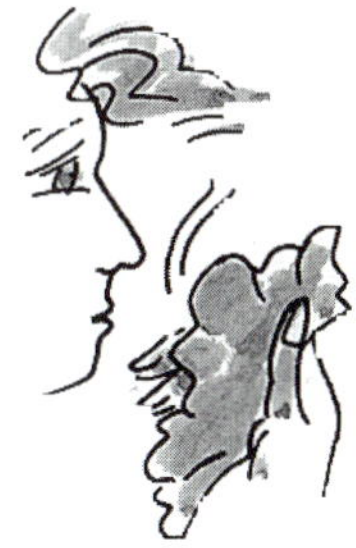

Zu Heuschnupfen ist zu sagen, daß zahlreiche Menschen dank Blütenpollen geheilt wurden. Allerdings dürfen die Pollenkörner nicht eingeatmet werden. Wie ist die Heilung zu erklären? Die Blütenpollen vermindern die Empfindlichkeit der Schleimhäute, regen die Tätigkeit der Nebennierenrindendrüsen an und decken zahlreiche Nährstoffmängel – machen den Körper also widerstandsfähiger gegenüber Allergenen. Zu erwähnen ist allerdings, daß Atemwege wie Verdauungsorgane gewisser Allergiker schlecht auf Blütenpollen ansprechen – selbst in Form von Kapseln.

Handelsformen

Da die Bienen während eines Ausflugs am liebsten dieselbe Blumenart besuchen und jede Blume eine eigene Pollenfarbe hat, gibt es Blütenpollen von weiß über beige, gelb, orange und braun bis zu schwarz. Je unterschiedlicher die Pollen, desto wirksamer die Kur, weil sich die Eigenschaften zahlreicher Blütenarten verbinden.

Meist werden die Pollenknäuel in ihrem natürlichen Zustand in hermetisch verschlossenen Gefäßen angeboten.

Für die Reise gibt es Blütenpollen auch als Kapseln und Tabletten.

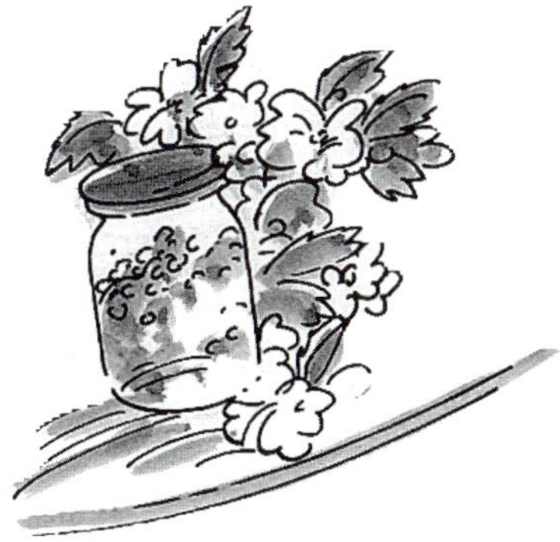

Anwendung

Dosierung

Jeder reagiert anders auf Blütenpollen; man muß die Dosierung also selbst herausfinden. In der Regel nimmt ein Erwachsener täglich 2 bis 3 gehäufte Kaffeelöffel. Doch wurden schon mit 1 Kaffeelöffel täglich (6 g) hervorragende Ergebnisse erzielt. Höhere Dosen (5 bis 7 Kaffelöffel) können für kurze Intensivkuren angemessen sein.

Ist die Dosierung klein, kann die Menge einmal täglich eingenommen werden. Größere Quantitäten werden besser auf mehrere Einnahmen verteilt.

Um die Assimilation zu begünstigen, werden die Pollen nüchtern, das heißt vor den Mahlzeiten eingenommen. Aus demselben Grunde sollten die «Knäuel» zu Pulver zerrieben werden. Verschiedene Wege sind möglich. Der einfachste besteht darin, daß man die Blütenpollen zu einem Brei kaut, den man dann mit etwas Wasser schluckt. Wegen des ausgeprägten Geschmacks wird das Mischen mit einem Getränk oft vorgezogen. Die gewünschte Menge wird in ein Glas gegeben, und es wird nach Belieben Wasser, Milch, Frucht- oder Gemüsesaft beigefügt. Nachdem sich die Blütenpollen aufgelöst haben, kräftig umrühren, eventuell noch etwas Honig beifügen und trinken.

Bei Personen mit empfindlichem Verdauungstrakt können Blütenpollen zu Beschwerden führen. Ursache sind meist ungenügendes Auflösen, eine zu hohe Dosierung oder eine zu leichte Mahlzeit danach.

Dauer

Die Kuren dauern 1–3 Monate. Je nach Bedarf können sie auch länger oder kürzer sein. Je länger, um so kleiner die tägliche Dosis. Es ist ratsam, die Kur mehrmals im Jahr zu wiederholen.

Gelee Royale

Die Bienen, die für den Menschen seit je ein Geheimnis waren und ihn fasziniert haben, stellen den Gelee royale her. Die 40000 bis 60000 Bienen eines Stockes leben in einer geschlossenen und perfekt organisierten Gesellschaft. Jede Biene hat ihren Platz und ihre Rolle; jede ist von den anderen abhängig. Ein Eigenleben ist nicht möglich.

In jedem Bienenstock leben drei verschiedene Bienenarten: die Arbeitsbienen, die männlichen Bienen oder Drohnen und eine Königin. Ein Bienenschwarm zählt durchschnittlich 50000 Arbeiterinnen. Ihre Aufgaben sind vielfältig. Die einen nähren die Larven (Ammen), andere suchen Nektar. Wieder andere stellen den Wachs her zum Bau der Waben, belüften und reinigen den Bienenstock und verteidigen ihn.

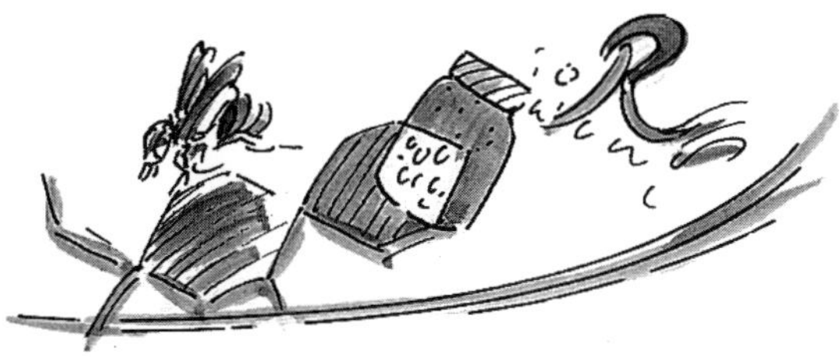

Zu den Arbeitsbienen kommen ungefähr tausend Drohnen. Ihre einzige Aufgabe ist die Befruchtung der Königin. Es gibt nur eine Königin pro Bienenstock. Sie sichert die Nachkommenschaft und legt täglich 2000 Eier. Diese hohe Zahl ist notwendig, denn das Leben einer Arbeitsbiene ist mit 30–45 Tagen kurz. Die Königin spielt eine wesentliche Rolle im Bienenstock. Ohne sie kann er nicht existieren. Stirbt sie, wird sie sogleich ersetzt.

Die körperlichen Merkmale entsprechen den verschiedenen Aufgaben. Die Arbeitsbienen sind klein, die Männchen größer und gedrungener. Sie leben länger als die Arbeitsbienen, werden aber nicht älter als drei Monate. Die Königin ist von größerem Wuchs als die Männchen, aber schlanker. Sie lebt vergleichsweise außerordentlich lang: sie kann drei bis vier Jahre alt werden! Es soll sogar Königinnen geben, die bis sechs Jahre leben.

So unterschiedlich die äußeren Aspekte und die Lebensdauer der verschiedenen Bienen sind: sie stammen alle aus denselben Eiern. Wie kann die Königin mit den gleichen genetischen Eigenschaften doppelt so groß und doppelt so schwer werden und 25- bis 45mal länger leben? Und zudem über Jahre hinweg täglich 2000 Eier legen? Die Antwort auf alle diese Fragen findet sich in einer ganz besonderen Substanz: dem Gelee royale. Er ist vergleichbar mit der Muttermilch der Säugetiere, mit dem Unterschied, daß Gelee royale in den Speicheldrüsen der Ammen hergestellt und durch ihren Mund ausgeschieden wird. Er hat eine gallertartige Konsistenz, einen etwas sauren, leicht gezuckerten Geschmack und eine weißliche Farbe. Da Gelee royale die erste Nahrung der Bienen ist, nennt man ihn auch Bienenmilch.

Alle Bienenlarven werden während der ersten drei Lebenstage ausschließlich mit Gelee royale gefüttert. Vom vierten Tage an bekommen Arbeitsbienen und Drohnen eine Mischung aus Wasser, Honig und Pollen, die Königin jedoch weiterhin Gelee royale, jeden Tag, solange sie lebt. Diese Vorzugsnahrung läßt sie zur Königin werden und stattet sie mit all ihren erstaunlichen Fähigkeiten aus.

Als die Menschen die außerordentlichen Eigenschaften feststellten, welche der Gelee royale für die Bienen hat, haben sie sich gefragt, ob sie selber wohl nicht auch von den wohltätigen Wirkstoffen profitieren könnten, wenn sie sie zu sich nähmen. Die Erfahrung hat diese Annahme bestätigt. Die Wirkung ist allerdings nicht dieselbe wie bei den Bienen, da der menschliche Körper von anderer Natur und Komplexität ist. Dennoch dient Gelee royale der Gesundheit. Er verleiht Erschöpften oder durch Krankheit Geschwächten wieder Vitalität, regt die organischen Abwehrkräfte an und hilft verschiedene Krankheiten mit Erfolg behandeln.

Gelee royale wird nur in kleinen Mengen produziert: pro Biene sind es täglich 200–300 mg. In einem Jahr, und dies im besten Fall, beträgt die Ernte pro Stock 250–500 g – ein seltener und kostbarer Stoff also.

Zusammensetzung

Studiert man die Zusammensetzung des Gelee royale, ist man mit den wundersamen Vorgängen in einem Bienenstock konfrontiert. Nicht daß die Zusammensetzung selber nicht bekannt wäre, aber sie vermag die Gesamtheit der Auswirkungen nicht zu erklären. Die gewaltige Wirkung des Gelee royale hat sich in der Praxis vielfach erwiesen, und diese Wirkung übersteigt bei weitem das, was man erwarten könnte, wenn man sich nur auf die Zusammensetzung stützt.

Die Wirksamkeit des Gelee royale wird noch verwirrender durch die Tatsache, daß die gewöhnlich eingenommenen Mengen äußerst gering sind: die mittlere Dosierung beträgt nur ungefähr ein halbes Gramm täglich.

So ist der Gelee royale ein ganz außergewöhnlicher Nahrungsergänzungsmittelkomplex. Anders als bei allen anderen, kann man nicht sagen, daß die Mängel durch die Zufuhr kompensiert werden, da die Zufuhr dafür viel zu gering ist. Es ist eher anzunehmen, daß die günstige Wirkung des Gelee royale vielmehr in der qualitativen als in der quantitativen Zufuhr zu suchen ist. Dies könnte an einer besonders harmonischen und ausgeglichenen Verteilung der Inhaltsstoffe liegen, die eine besondere Wirkung auf gewisse organische Reaktionen des menschlichen Körpers auslöst.

Welches sind nun die Inhaltsstoffe der Gelee royale? Der Wassergehalt ist sehr hoch; er beträgt zwei Drittel des Gewichts. Der Gelee royale enthält fast alle für den Menschen wichtigen Aminosäuren, in ganz besonderem Maße aber die acht essentiellen, also jene, die der Körper nicht selbst herstellen kann und die ihm folglich von außen, durch Nahrungsmittel, zugeführt werden müssen. Außer aus Wasser und diesen 13% Proteinen besteht der Gelee royale noch aus 4,5% Fetten und 14,5% Kohlenhydraten. Die restlichen 2% entfallen auf Vitamine, Mineralstoffe und Spurenelemente.

Vitamine

Gelee royale enthält eine Vielfalt an Vitaminen, vorwiegend der B-Gruppe. Die Vitamine A, C, D, E und F sind kaum oder gar nicht vorhanden.

Die B-Vitamine haben Synergiewirkung. Sie werden von allen Zellen gebraucht, da sie sich an sämtlichen Umwandlungen von Proteinen, Fetten und Kohlenhydraten beteiligen. Sie wirken auf den gesamten Stoffwechsel und besonders auf das Nervensystem und die Haut.

Am schwächsten vertreten ist Vitamin B12, am reichsten Vitamin B5 mit 18 mg auf 100 g – dies auch im Vergleich mit anderen Lieferanten: Hefe hat 10 mg, Kalbsleber 8,5 mg, Weizenkeime 2,1 mg auf 100 g. Eine Bemerkung zum Sprachgebrauch hinsichtlich von Nahrungsmitteln, die man als am reichsten an diesem oder jenem Nährstoff bezeichnet. Es handelt sich hier um objektive Werte des Gehalts an Stoffen, was nichts darüber aussagt, wieviel davon dem menschlichen Körper zugeführt werden kann. Mit Gelee royale nimmt man 0,09 mg zu sich, da die Dosis ein halbes Gramm nicht übersteigt. Hefe ist zwar weniger reich an Vitamin B5, aber mit 10 Gramm Bierhefe, einer Tagesdosis, bekommt man 1 mg Vitamin B5.

Da Vitamin B5 einen wichtigen Platz in der Zusammensetzung des Gelee royale einnimmt, werden wir dieses Vitamin eingehender behandeln. Vitamin B5 oder Pantothensäure ist für alle Zellen des Organismus notwendig, da die Umwandlung von Fetten und Zucker in Energie zum Teil mit seiner Hilfe erfolgt. Das Organ jedoch, das seiner Anwesenheit für ein gutes Funktionieren am meisten bedarf, sind die Nebennierenrindendrüsen. Ein Mangel an diesem Vitamin hat somit vor allem Auswirkungen auf die Abläufe, die von diesen Drüsen abhängig sind: auf die für die Körperabwehr wichtige Produktion von Kortison und Adrenalin.

So betätigen sich diese Drüsen jedesmal, wenn der Körper sich einer Gefahr, einem Angriff oder einer Streßsituation ausgesetzt sieht. Die verschiedenen Hormone, die sie ausscheiden, beschleunigen den Stoffwechsel, beleben den Organismus, lassen den Blutzuckerspiegel ansteigen und erhöhen vorübergehend den Blutdruck, um die Abwehrmöglichkeiten zu begünstigen. Die Nebennierenrindendrüsen scheiden auch entzündungshemmende Stoffe zum Schutz der Gewebe aus, wenn diese durch aggressive Substanzen beschädigt worden sind, zum Beispiel durch Harnsäure bei Gelenkentzündungen oder durch Allergene bei Allergien.

Mineralstoffe und Spurenelemente

Gelee royale enthält die Mineralstoffe und Spurenelemente Eisen, Kalium, Kalzium, Kupfer, Phosphor, Silizium und Schwefel.

Indikation

Die vielen offenen Fragen bezüglich therapeutischer Eigenschaften sollen uns nicht hindern, Gelee royale einzunehmen, denn seine Wirkung als Stärkungsmittel ist erwiesen.

Allgemein kann gesagt werden, daß der Gelee royale ein ausgezeichnetes Stärkungsmittel ist, das sowohl Gesunden, die vorübergehend müde sind, als auch durch Krankheit geschwächten Personen Hilfe bringt. Die hauptsächlichen Anwendungsbereiche sind die folgenden:

Allergie

Gelee royale stärkt die Nebennierenrindendrüsen, welche bei Allergikern gewöhnlich geschwächt sind. Die Kortisonausscheidung wird angeregt und erleichtert, was günstig auf Heuschnupfen, Asthma und andere allergische Beschwerden wirkt.

Anämie

Gelee royale hilft allgemein bei Blutarmut (Mangel an roten Blutkörperchen), besonders jedoch bei Blutarmut älterer Menschen. Die Wirkung ist manchmal verblüffend schnell.

- **Anorexie**

  Gelee royale regt Verdauung und Appetit an, allerdings nur bei Menschen, die den Appetit verloren haben: Genesenden, Kranken, älteren Menschen, nicht aber (oder nur selten) bei Leuten mit normalem Appetit. Manchmal wird der Appetit sogar bei Patienten angeregt, die aus psychischen Gründen nicht mehr essen.

- **Blutdruck**

  Gelee royale wirkt ausgleichend auf den Blutdruck: er senkt zu hohen und hebt zu tiefen.

- **Cholesterin**

  In gewissen Fällen half Gelee royale beim Senken des Cholesterinspiegels.

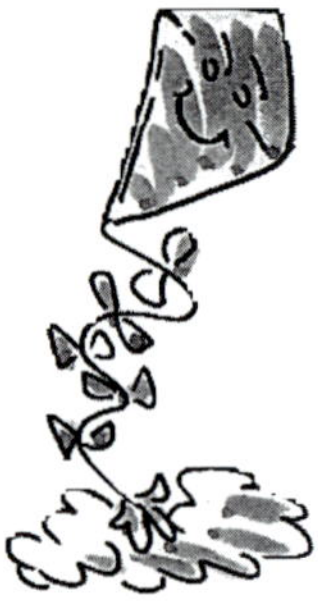

- **Depressionen**

  Eine allgemeine Eigenschaft von Gelee royale ist seine belebende Wirkung, die sich nicht nur durch vermehrte physische Kräfte, erhöhte Resistenz und verminderte Ermüdung zeigt, sondern auch durch psychisches Wohlgefühl und mehr Selbstvertrauen – also Optimismus, geistige Lebendigkeit und Lebensfreude.

- **Dickdarmentzündung**

  Teilweise oder vollständige Entzündung der Dickdarmschleimhäute kann mit Gelee royale erfolgreich behandelt werden, sofern sie nervösen und nicht ernährungsbedingten Ursprungs ist.

- **Geschwüre**

  Magen- oder Dünndarmgeschwüre reagieren positiv auf eine Kur mit Gelee royale, allerdings nur zusammen mit diätetischen Maßnahmen.

- **Haut**

  Verschiedene Hautkrankheiten können mit Gelee royale behandelt werden: stark verdickte Hornhaut, zu große Talgproduktion (Akne, Ekzem) sowie trockene, schuppige Haut.

- **Herz**
  Bei Angina-pectoris-Patienten, nach einem Herzinfarkt oder bei anderen Herz- und Gefäßkrankheiten verbessert Gelee royale die Sauerstoffversorgung des Gewebes und wirkt ausgleichend auf den Blutdruck.

- **Klimakterium**
  Gelee royale wird zur Verminderung der Wechseljahrbeschwerden angewandt, allein oder zusammen mit Blütenpollen.

- **Kraftlosigkeit**
  Die belebenden und stimulierenden Eigenschaften des Gelee royale verhelfen bei Rekonvaleszenz, Überarbeitung und Depression zu neuen Energien und vermehrter Spannkraft. Dabei nehmen nicht nur die physischen, sondern auch die psychischen Kräfte zu.

- **Magerkeit**
  Durch seine belebende Wirkung, besonders im Bereich der Verdauung, hilft Gelee royale, das Normalgewicht wieder zu erreichen.

- **Menstruation**
  Gelee royale wirkt sich günstig auf Menstruationsbeschwerden wie Krämpfe, Schmerzen und Unregelmäßigkeiten des Zyklus aus.

- **Verdauungsbeschwerden**
  Gelee royale unterstützt die Verdauung, sei dies im Magen oder in der Leber.

- **Einschränkungen**
  Es sind keine Einschränkungen bekannt.

Handelsformen

Frischer Gelee royale

Nach der Ernte wird der reine Gelee royale in kleine Töpfe von 3, 5, 10 oder 20 g verpackt. Es handelt sich dabei um reinen Gelee royale, ohne jeglichen Zusatz. Zur besseren Konservierung wird der Topf möglichst gut gefüllt, denn Luft ist schädlich. Der Deckel besteht aus Plastik (Metall könnte angegriffen werden). Gelee royale ist vor Licht und Wärme zu schützen. Die Idealtemperatur liegt zwischen 0 und 5 Grad, was einer Temperatur im oberen Teil des Kühlschranks entspricht (in der Nähe des Tiefkühlfachs). Indes: selbst bei besten Lagerbedingungen wird empfohlen, sogleich nach dem Kauf mit der Kur zu beginnen, damit die Qualität nicht leidet.

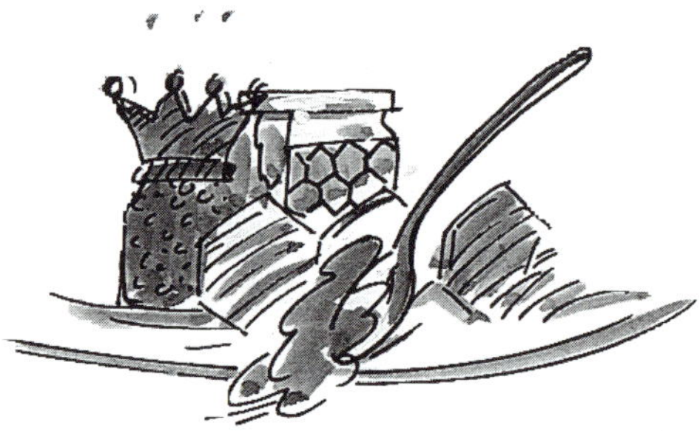

Gelee royale mit Honig

Gelee royale ist auch mit Honig gemischt erhältlich. Zur besseren Konservierung wird frischer Gelee mit Honig stabilisiert. Dieses Produkt kann man bei gleichbleibender Temperatur (14–15 °C) lange Zeit aufbewahren.

Zu erwähnen sind zwei Nachteile: Der Gehalt an Gelee royale ist mit höchstens 3% (in der Regel nur 1–2%) sehr gering. Man muß demzufolge viel Honig zu sich nehmen, um zu einer Minimaldosis Gelee royale zu kommen. Das bedeutet im besten Fall (bei einer Konzentration von 3%) einen gehäuften Eßlöffel Honig für die Tagesdosis von 0,5 g Gelee royale, im schlimmsten Fall hingegen 50 g oder 3–4 Eßlöffel. Zweiter Nachteil: Gelee royale neigt dazu, mit der Zeit an die Oberfläche zu steigen, und ist dann nicht mehr gleichmäßig verteilt, was eine regelmäßige Zufuhr während der Kur verunmöglicht. Reiner Gelee royale ist deshalb eher zu empfehlen.

Lyophilisierter Gelee royale

Die Lyophilisierung respektiert die Qualität und Eigenschaften des Produktes. Mit dieser Methode wird der Substanz alle Flüssigkeit entzogen – nicht durch Wärme, die vieles zerstören würde, sondern durch Kälte. Dieses Vorgehen erfolgt unter Vakuum bei sehr tiefer Temperatur. Das so erzeugte Pulver (1 g lyophilisierter Gelee royale entspricht 3 g frischem) wird meist in Kapselform gehandelt; ihr Inhalt ist von Hersteller zu Hersteller verschieden. Die Kapseln sind lange haltbar und einzig vor Feuchtigkeit zu schützen.

Anwendung

Die Gelee-royale-Töpfchen werden gewöhnlich mit einem Meßlöffel verkauft. Auch Kapseln sind erhältlich.

Dosierung

Die durchschnittliche Tagesdosis liegt bei 500 mg frischem Gelee royale. Schwächere Dosen sind 50 mg bis 100 mg. Bei Bedarf kann die Menge bis auf 1 g/Tag erhöht werden.

Für Kinder wird die Tagesdosis durch zwei oder vier geteilt.

Beste Einnahmezeit ist morgens auf nüchternen Magen. Der Gelee wird in den Mund genommen und unter der Zunge behalten, wo er sich auflöst und von den Blutgefäßen der Mundschleimhäute aufgenommen wird.

Wird der Gelee royale in lyophilisierter Form eingenommen, ist bei der Dosierung zu bedenken, daß er kein Wasser mehr enthält, das Gewicht also durch drei zu teilen ist.

Kapseln enthalten eine ganz bestimmte Menge Gelee royale. Es ist deshalb einfach, die Tagesdosis zu errechnen. Die Kapseln werden mit etwas Wasser auf leeren Magen geschluckt; die Wirkstoffe werden so leichter absorbiert.

- **Dauer**
  Eine Kur mit Gelee royale dauert 4–6 Wochen (kürzere Kuren mögen für leichte Beschwerden ausreichen). Wenn nötig, kann die Kur auch länger als 6 Wochen dauern und jährlich mehrmals wiederholt werden.

Ginseng

Ginseng (Panax ginseng C. A. Meyer), eine in Ostasien beheimatete Pflanze, findet man heute hauptsächlich in China (Mandschurei), Korea und Rußland (in der Gegend von Wladiwostok). Seit 4000 Jahren im Fernen Osten bekannt, wurde der Ginseng als Pflanze mit wunderbaren Eigenschaften gerühmt, die nicht nur vielfältige Krankheiten zu heilen vermag, sondern auch die Seele stärkt, das Herz erfreut und das Leben verlängert. Früher wurde der Ginseng so hoch geschätzt, daß man sein Gewicht in Gold oder Edelsteinen aufwog.

Verwendet wird vor allem die Wurzel. Im Vergleich zur übrigen Pflanze entwickelt sie sich enorm: Nach zehn Jahren kann sie 120 cm lang und im oberen Teil bis 10 cm dick werden, dies bei einem Stengel von 30–80 cm Höhe. Die Wurzel teilt sich in verschiedene Nebenwurzeln und nimmt oft eine menschliche Form an, mit Kopf, Leib, Armen und Beinen. Dieser Besonderheit wegen entstanden zahlreiche Legenden, die zum Ansehen der Pflanze beigetragen haben. Den meist etwas phantastischen Geschichten zum Trotz: Die heilenden Eigenschaften sind nicht erfunden. Die moderne Forschung bestätigt größtenteils die dem Ginseng seit dem Altertum zugestandene Wirkung, im besonderen seine stärkenden und belebenden Eigenschaften.

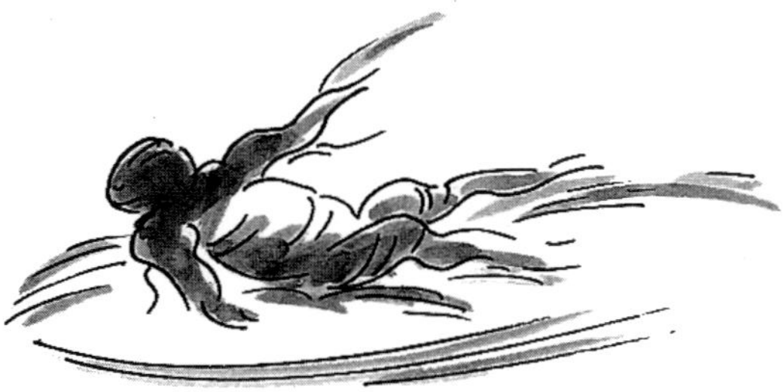

Der Ginseng ist mehrjährig und wächst an den feuchten Hängen von Granitgestein inmitten dichter Wälder, die ihn vor direkten Sonnenstrahlen schützen. Früher wuchs der Ginseng in seiner natürlichen Umgebung. Mit steigender Nachfrage Ende des 18. Jahrhunderts wurde er immer seltener. Vor allem Korea begann mit der Kultivierung; das Land ist noch heute Hauptlieferant.

Die Ginsengkultur ist anspruchsvoll. Zuerst müssen die notwendigen Bodenverhältnisse geschaffen werden – granithaltig und humusreich. Dann folgen eine strenge Auswahl der Samen und die Herstellung von Strohgeflechten für die ganze Anbaufläche als Schutz vor der stechenden Sonne. Außerdem zieht sich die Pflege nicht nur über ein oder zwei Jahre hin wie bei den meisten anderen Kulturen, sondern über sechs bis sieben Jahre. So lange dauert es, bis die Wurzeln mit den wirksamen Stoffen gefüllt sind. Nach der Ernte ist der Boden völlig erschöpft und eine neue Kultur erst nach zwölf Jahren wieder möglich.

Zusammensetzung

Die Ginsengwurzel enthält die acht unentbehrlichen essentiellen Aminosäuren und dazu alle übrigen Aminosäuren. Unter diesen ist eine besonders reichlich vorhanden: Arginin; dieses macht zwei Drittel des Aminosäurenanteils aus.

Bei den Fetten bestehen die Fettsäuren (Vitamin F) teilweise aus ungesättigten wie Linolsäure und Alpha-Linolsäure.

Die Kohlenhydrate finden sich in einfacher Form (Glukose, Fruktose) wie auch in komplexerem Zucker (Stärke). Ginseng enthält zudem 14 Substanzen, die teilweise aus Kohlenhydraten bestehen. Diese Substanzen, die sogenannten Ginsenoside, spielen für seine belebenden und heilenden Eigenschaften eine zentrale Rolle. Normalerweise beträgt der Anteil 6 bis 8%, gewisse Auszüge enthalten bis zu 25%.

Vitamine

Der Ginseng vereint zahlreiche Vitamine. Der Vitamin-B-Komplex ist besonders gut vertreten. Man findet vorwiegend die Vitamine B1, B2, B3, B5, B6, B8, B9 und B12, zudem die Vitamine C und E, während A und D fehlen.

Wenn man vom Vitamin-B-Komplex spricht, so bedeutet dies, daß diese Vitamine einander sehr ähnlich sind und daß sie miteinander wirken. Sie sind unentbehrlich bei der Verwertung aller Kohlenhydrate, Fette und Proteine, also für Körperaufbau, Energieproduktion und die organischen Funktionen. Die B-Vitamine wirken außerdem auf Haut und Nervensystem, das sie stärken und widerstandsfähiger werden lassen. Vitamin B12 spielt auch eine Rolle bei der Bildung der roten Blutkörperchen und ist wichtig für das Knochenmark.

Vitamin C ist ein Anti-Streß-Vitamin. Es hilft dem Körper, allen Anforderungen zu begegnen, denen er ausgesetzt ist: körperliche Anstrengungen, mikrobielle Angriffe, Operationsschock, intellektuelle Überanstrengung, Sorgen usw. Dank Vitamin C reagiert der Organismus in Streßsituationen besser und erholt sich schneller. Vitamin C wirkt auch vorbeugend gegen das Altern der Zellen, es begünstigt die Wundheilung und wirkt ausgleichend auf Hormonproduktion, Cholesterinspiegel und Zellatmung.

Vitamin E ist das Vitamin der Fruchtbarkeit. Es wirkt bei Menstruationsstörungen, bei der Bildung des Fötus und den Muskelkontraktionen während der Geburt. Es hat sich ebenfalls als sehr wirksam erwiesen bei der Behandlung weiblicher und männlicher Sterilität. Man spricht heute außerdem viel von ihm wegen seiner antioxidierenden Eigenschaften, die gegen das Altern wirksam sind. Zudem gesteht man ihm eine Wirkung gegen Streß zu sowie bei der Anregung des Immunsystems und bei der Unterstützung der Hypophyse, der Kapellmeisterin aller endokrinen Drüsen.

Spurenelemente
Ginseng enthält verschiedene Spurenelemente, die bei den biochemischen Reaktionen eine wichtige Rolle spielen und für die Körperfunktionen notwendig sind: Aluminium, Arsen, Kobalt, Kupfer, Mangan, Vanadium und Zink.

Mineralstoffe
Die hauptsächlichen Mineralstoffe sind Kalium, Kalzium, Eisen, Magnesium, Phosphor und Silizium.

Indikation

Allergien
Ginseng regt die Nebennierendrüsen an, deshalb begünstigt er die körpereigene Kortisonproduktion und verhilft zu einer besseren Abwehr gegenüber Allergenen.

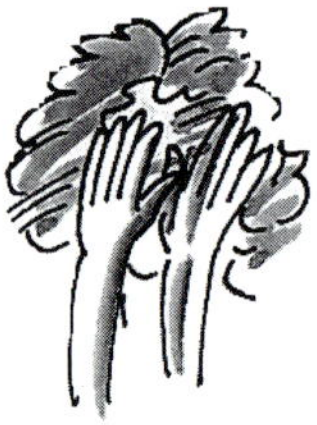

Ängste
Das Gefühl, den Problemen des Lebens nicht gewachsen zu sein, und die damit verbundenen Ängste werden weniger durch die Probleme selbst verursacht als vielmehr durch einen Verlust an physischer und psychischer Vitalität. Hier kann Ginseng mit seinen belebenden Eigenschaften Einfluß nehmen.

Anämie
Ginseng regt die Bildung roter Blutkörperchen an und erhöht den Hämoglobingehalt.

Cholesterin
Ginsengkuren senken den Cholesterinspiegel im Blut und begünstigen den Abbau von Ablagerungen an den Gefäßwänden.

Depressionen
Ginseng erwies sich als sehr wirksam bei Neurasthenie (Nervenschwäche), bei Depressionen und bei psychosomatischen Leiden.

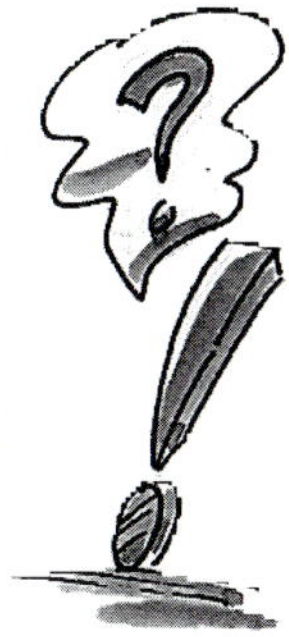

Diabetes
Ginseng hilft einen zu hohen Blutzuckerspiegel senken und vermindert dank seiner günstigen Wirkung auf die Bauchspeicheldrüse die Insulinzufuhr.

Gedächtnis
Verschiedene Untersuchungen haben gezeigt, daß sich das Gedächtnis bei Kuren mit Ginseng verbessert.

Klimakterium
Wechseljahrbeschwerden, vor allem Hitzewallungen, können mit Ginseng erfolgreich behandelt werden (eine Kur von ungefähr 1 g Ginseng täglich über mindestens 2 Monate).

Konzentration
Ginseng regt den Gehirnstoffwechsel an und verbessert Aufmerksamkeit und Konzentrationsfähigkeit.

Krebs
Ginseng wirkt nicht spezifisch der Entwicklung des Tumors entgegen, stärkt aber die allgemeinen Körperkräfte sowie das Immunsystem, hilft also dem Organismus im Kampf gegen die Krankheit. Eine Kur empfiehlt sich deshalb nicht nur bei Krebs, sondern bei allen degenerativen Krankheiten.

Leber
Die Entgiftungsfunktionen der Leber werden vom Ginseng unterstützt. So hilft Ginseng nach zuviel Alkohol, nach Einnahme von Medikamenten oder nach einer Vergiftung.

Operationen
Der Operationsschock wird besser ertragen, wenn dem Eingriff eine Kur mit Ginseng vorausgeht. Nach der Operation trägt Ginseng bei zur rascheren Vernarbung und hilft, das verlorene Blut zu ersetzen und neue Kräfte aufzubauen.

Rekonvaleszenz
Bei körperlicher Schwäche durch Krankheit, starke Medika-

mente oder chirurgischen Eingriff werden mit einer Ginsengkur rasch wieder Kräfte mobilisiert.

- **Schwächezustand, Kräftemangel**
Schwächezustände sind eines der großen Anwendungsgebiete des Ginsengs. Ob es sich um eine Schwäche nach Überanstrengung handelt, um Schwächen von Kranken, Rekonvaleszenten oder älteren Menschen: Ginseng verleiht neue Kräfte, erhöht die Leistungsfähigkeit und die körperliche Widerstandskraft, kräftigt und belebt das Nervensystem.

- **Senioren**
Ginseng wirkt auf den Zellstoffwechsel, die Bildung und Regeneration des Gewebes sowie auf das Nervensystem und die Drüsen – hilft also, Altersbeschwerden zu begegnen.

- **Streß**
Ginseng ist ebenso wirksam bei körperlicher Überanstrengung wie bei psychischem Streß. Die Wirkung des Ginsengs ist eine doppelte: er hilft, weniger schnell in Streß zu geraten, und er erleichtert den Wiederaufbau von Energien nach Streßzeiten.

- **Einschränkungen**
Es sind keine bekannt.

Handelsformen

Nach der Ernte werden die Ginsengwurzeln getrocknet. Sie verlieren dadurch ungefähr 30% ihres Gewichts und werden sehr zerbrechlich.

Früher wurden diese Wurzeln in kleine Stücke geteilt und so gegessen, oder es wurde ein Absud zubereitet. Heute verarbeitet man die trockene Ginsengwurzel auf schonende Weise zu Pulver; sämtliche Nährstoffe und aktiven Prinzipien bleiben erhalten. Die Zusammensetzung der Wurzeln ist jedoch je nach Jahr und Kulturort verschieden. Um eine gleichbleibende

Qualität zu garantieren, werden Standardauszüge hergestellt: trockene (Pulver) oder dickflüssige. So entspricht eine bestimmte Menge des Auszugs immer auch einer bestimmten Menge aktiver Prinzipien; man muß also nicht bei jeder Kur neu bestimmen, welches nun die angemessene Menge Ginseng für den gewünschten Heilzweck ist. Den Auszügen liegt ein kleiner Meßlöffel bei.

Anwendung

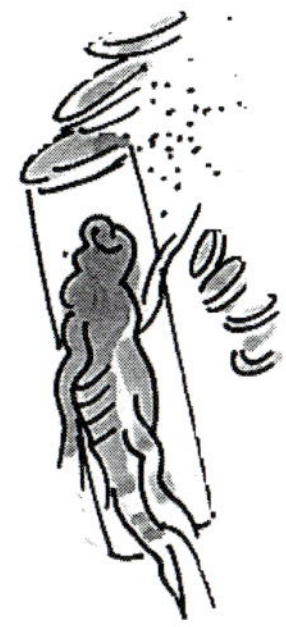

In welcher Form Ginseng auch eingenommen wird, für eine gute Assimilation muß es immer vor einer Mahlzeit sein, also auf leeren Magen.

Dosierung

Die tägliche Dosis beträgt 0,5 bis 2 g. Dabei handelt es sich um die Wurzel in ihrer natürlichen Form nach der Trocknung und nicht um konzentrierte Auszüge. Bei diesen ist die Dosierung tiefer. Da es verschiedene Markenprodukte gibt, sind die Angaben des Herstellers zu beachten.

Ist die tägliche Dosis eher hoch, sollte diese auf mehrere Einnahmen verteilt werden, da dies sowohl Verwertung wie Heileffekt verbessert.

Dauer

Obwohl die ersten Auswirkungen einer Ginsengkur sich schon nach ein paar Tagen zeigen, dauert sie gewöhnlich ungefähr einen Monat. Bei länger andauernden Beschwerden kann sie auch auf mehrere Monate verlängert und mehrmals im Jahr wiederholt werden.

Lebertran

Das in der Fischleber enthaltene Öl, und dazu gehört auch der Lebertran, ist die einzige Nahrungsmittelquelle, die reich an Vitamin D ist; dieses ist wichtig für Wachstum und Aufbau des Skeletts.

Das Öl wird von Heilbutt und Kabeljau gewonnen: Fische, die bis zwei Meter lang werden, in den kalten Meeren oberhalb des Polarkreises leben und bis nach Norwegen, Grönland oder Neufundland wandern. Es sind Speisefische – ihr Fleisch ist weiß und zart, das Fett in ihrer Leber ist nicht nur reich an Vitamin D, sondern auch an den Vitaminen A und F. Als Nahrungsergänzungsmittel ist heute vor allem das Öl des Heilbutts auf dem Markt.

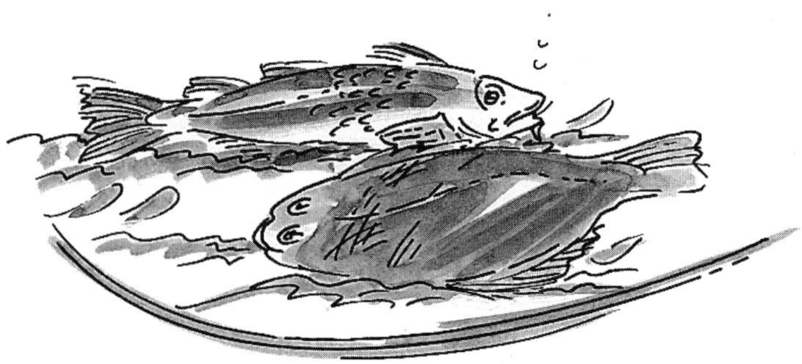

Weshalb finden sich bei diesen Fischen die Fette der Leber in flüssiger Form und nicht in fester, wie dies bei anderen Tieren der Fall ist? Um diese Frage zu beantworten, muß man sich dessen bewußt sein, daß es zwei Arten von Fettsäuren gibt, welche Fette bilden: gesättigte und ungesättigte Fettsäuren.

Der Unterschied zwischen den beiden Arten von Fettsäuren spiegelt sich in den Namen. Die einen sind gesättigt, d. h. sie haben alle Möglichkeiten aufgebraucht, sich mit anderen Atomen oder Molekülen zu verbinden; bei den anderen ist dies nicht der Fall.

Der Unterschied zwischen einem Fett und einem Öl liegt nicht, wie oft angenommen wird, in der pflanzlichen oder tierischen Herkunft, sondern im Gehalt an gesättigten und ungesättigten Fettsäuren. Je reicher eine Substanz an gesättigten Fettsäuren ist, um so fester ist sie. Umgekehrt ist eine Substanz um so flüssiger, je reicher sie an ungesättigten Fettsäuren ist. Feste Fette werden Fette genannt, flüssige Fette bezeichnet man als Öle.

Spricht man nun vom Lebertran-Öl, so bedeutet das, daß die in der Fischleber vorhandenen Fette mehr flüssig als fest sind, was durch den hohen Anteil an ungesättigten Fettsäuren bedingt ist. Lebertran ist nicht nur reich an den Vitaminen D und A, sondern auch an ungesättigten Fettsäuren. Von diesen Fettsäuren ist heute viel die Rede, da sie dabei behilflich sind, den Körper von Cholesterinablagerungen und an den Gefäßwänden festklebenden gesättigten Fettsäuren zu befreien, einem Problem, das einen großen Teil der Bevölkerung trifft. Diese Ablagerungen sind die Ursache der Arterienverkalkung und können zu Herz- und Gefäßkrankheiten führen (Embolie, Herzinfarkt, Gehirnschlag usw.).

Die Nahrungsquellen für Vitamin D sind selten und nicht sehr reichhaltig, wenn man bedenkt, daß der Tagesbedarf an Vitamin D auf mindestens einige hundert internationale Einheiten (i. E.) geschätzt wird. Während einer Krankheit kann die therapeutische Dosis gar bis auf einige tausend Einheiten steigen. Welches sind unsere Vitamin-D-Quellen? Butter (40 i. E. auf 100 g), Leber der Wiederkäuer (50 i. E. auf 100 g), Käse (100 i. E. auf 100 g), Pilze (150 bis 350 i. E. auf 100 g), Eier (200 i. E. auf 100 g, das sind 2 bis 3 Eier), Ölsardinen (300 i. E. auf 100 g). Lebertran dagegen enthält 2 bis 3 Millionen i. E. auf 100 g! Überschlägt man diese Zahlen, so zeigt sich, daß die wenigen

Vitamin-D-Quellen allein zu wenig ergiebig sind, um die Bedürfnisse an diesem Vitamin zu decken. Wie kommt es dann, daß wir nicht alle an einem Vitamin-D-Mangel leiden?

Der Grund liegt darin, daß die Nahrungsmittel nicht die einzige Vitamin-D-Quelle sind. Im Gegensatz zu anderen Vitaminen kann Vitamin D vom Körper selbst hergestellt werden. Die Bildung des Vitamins D erfolgt nahe der Hautoberfläche, wenn ultraviolette Strahlen der Sonne (oder allenfalls auch einer Quarzlampe) die von den Talgdrüsen ausgeschiedenen Hautöle bescheinen. In diesen Hautölen findet sich eine Vorstufe von Vitamin D, die durch Sonnenbestrahlung in das eigentliche Vitamin umgewandelt werden kann. Das so erzeugte Vitamin D wird anschließend durch die Haut wieder aufgenommen und ins Innere der Gewebe und Organe geführt.

Die Vitamin-D-Produktion der Haut sollte nicht nur als Nebenquelle angesehen werden; bei günstigen Umständen kann diese Produktion den Gesamtbedarf des Organismus an Vitamin D decken. Diese günstigen Umstände sind aber heutzutage oft nicht gegeben.

Die zwei Hauptbedingungen, die erfüllt sein müssen, sind Aussetzung an der Sonne und das Vorhandensein von Hautölen. Die erste Bedingung ist im allgemeinen erfüllt, außer bei Personen, die bettlägerig sind, die nachts arbeiten und tagsüber schlafen usw. Anders ist es mit der zweiten Bedingung. Der Hang des modernen Menschen, sich regelmäßig mit Seife zu waschen, hat die Entfernung der Hautöle zur Folge. Sind sie aber nicht vorhanden, kann auch kein Vitamin D produziert werden, mag die Sonnenbestrahlung noch so ausgiebig sein. In diesen Fällen muß der Vitamin-D-Bedarf mit Nahrungsmitteln gedeckt werden.

Da nun die Vitamin-D-Quellen in den Nahrungsmitteln gering sind, gäbe es ein tatsächliches Problem – wenn uns die Natur nicht in den Fischölen eine reiche Vitamin-D-Quelle zur Verfügung stellte. Diese Öle können bei Bedarf als Nahrungsergänzungsmittel verwendet werden.

Zusammensetzung

Vitamin D ist vor allem bekannt für seine Rolle, das Kalzium in der Knochenstruktur zu fixieren. In Wirklichkeit ist seine Aufgabe aber weit vielfältiger, da es an allen Abläufen beteiligt ist, wo Kalzium im Körper gebraucht wird.

In den Därmen ist es das Vitamin D, das die Fermente zur Lösung des Kalziums anregt, so daß es assimiliert werden kann. Im Blut ist Vitamin D an der Verbindung von Kalzium und Phosphor beteiligt, was eine besonders vorteilhafte Verbindung für die Zellen ist. Es ist auch Aufgabe des Vitamins D, dafür zu sorgen, daß der Kalziumspiegel im Blut konstant bleibt und somit den Zellen stets eine ausreichende Menge zur Verfügung steht. Weiter ist Vitamin D an der Bildung der Knochenstruktur beteiligt, in welcher sich wiederum – dank Vitamin D – das Kalzium fixieren kann, das dem Skelett die notwendige Steife und Festigkeit verleiht.

Rachitis ist die Krankheit, die durch einen ernsthaften Vitamin-D-Mangel hervorgerufen wird. Bei dieser Krankheit sind die Knochen schlecht verkalkt und werden deshalb biegsam. Sie können ihre Form nicht beibehalten und verformen sich unter dem Gewicht des Körpers oder dem Druck der Muskulatur: die Beine werden x- oder o-förmig, der Brustkorb höhlt sich beim Brustbein, die falschen Rippen – gewöhnlich unsichtbar – treten hervor, das Gesicht ist zu schmal und unförmig, die Kiefer sind nicht symmetrisch usw. Vitamin D ist somit unerläßlich während der Kindheit, für das Wachstum und die Bildung des Körpers, jedoch auch für Senioren, um einen genügenden Kalkgehalt im Skelett beizubehalten.

Vitamin D wirkt auch im Bereich der Zähne. Dank ihm ist die Verkalkung der Zähne gut, der Zahnschmelz und der Zahnzement sind solide.

Kürzlich wurde zudem entdeckt, daß Vitamin D auch eine wichtige Rolle für die Haut spielt, besonders für die

Differenzierung der verschiedenen Hautgewebe und ihre Abwehrkraft gegenüber Angriffen von außen.

Das Vitamin A des Lebertrans kann der Organismus direkt verwerten, im Gegensatz zu jenem aus pflanzlichen Quellen, dem Provitamin A, das erst umgewandelt werden muß. Nicht nur für Augen und Haut ist das Vitamin A wichtig, sondern als sogenannter Kofaktor auch für Wachstum und Bildung des Knochengewebes; es verstärkt die Wirkung des Vitamins D auf das Skelett.

Vitamin F macht das Cholesterin löslich und wirkt regulierend auf die Durchlässigkeit der Schleimhäute, ist jedoch ganz besonders unentbehrlich für unser Immunsystem.

Indikation

- **Entkalkung**
  Wer an Entkalkung leidet, bedingt durch Krankheit oder Übersäuerung, durch Alter oder als Folge einer unausgewogenen Diät, sollte nicht nur auf ausreichend Kalzium achten, sondern auch auf Ergänzung mit Vitamin D, damit die Fixierung des Kalziums auch erfolgen kann. Während Schwangerschaft, Stillzeit und Klimakterium ist das Risiko zur Entkalkung größer. Auch ältere Menschen haben einen erhöhten Bedarf.

- **Klimakterium**
  Zahlreiche Beschwerden der Wechseljahre wie Wallungen, Schwitzen, Wadenkrämpfe, Reizbarkeit, Nervosität oder psychische Entkräftung sind durch Kalziummangel bedingt – nicht immer ausgelöst durch mangelnde Kalziumzufuhr, sondern oft durch Mangel an Vitamin D.

- **Knochenbrüche**
  Ist der Vitamin-D-Bedarf gedeckt, verheilen Knochenbrüche besser und schneller. Ein Mangel verhindert ein Zusammenwachsen, weil das notwendige Kalzium nicht verwertet werden kann.

Osteoporose

Bei der Knochenentkalkung verliert der Knochen einen Teil seines Kalziums; er wird porös. Diese Zerbrechlichkeit führt zu Gelenksschmerzen, das Risiko für einen Knochenbruch wächst. Wer kennt ihn nicht, den berühmten Oberschenkelhalsbruch! Eine weitere Folge ist die Schrumpfung der Wirbelsäule; man wird kleiner.

Will man einem Kalizumverlust vorbeugen und die Remineralisierung des Skeletts begünstigen, so gehören nicht nur genügend kalziumhaltige Nahrungsmittel (zum Beispiel Milchprodukte) auf den Speisezettel, sondern auch Vitamin D, das die Assimilation und Fixierung des Kalziums in den Geweben unterstützt.

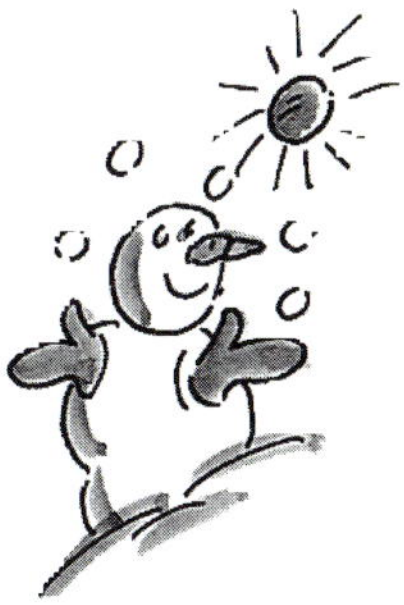

Rachitis

Die Verformung der Knochen bei Rachitis kann vermieden werden, wenn Kinder im Wachstum genügend der Sonne ausgesetzt sind, die Kalziumzufuhr ausreichend ist und das Kalzium dank genügend Vitamin D auch gebunden werden kann. Kuren mit Lebertran sind somit besonders während des Winters, der sonnenarmen Jahreszeit, zu empfehlen.

Wachstum

Vitamin D ist unentbehrlich für ein harmonisches Wachstum des Skeletts. Früher mußten die Kinder einen Löffel Lebertran hinunterschlucken, um den Aufbau des Skeletts zu begünstigen. Bis heute ist vielen die schlechte Erinnerung an den unangenehmen Geschmack des Öls geblieben. Heutzutage besteht diese Unannehmlichkeit nicht mehr, da der Lebertran in Kapseln verabreicht werden kann.

Zähne

Neben dem Skelett enthalten die Zähne am meisten Kalzium. Ein Vitamin-D-Mangel macht sie zerbrechlich und anfällig für Karies.

Einschränkungen
Eine hohe Dosis Vitamin D über längere Zeit kann sich ungünstig auf die Gesundheit auswirken, da eine Mineralisierung nicht nur im Skelett, sondern auch in den Organen stattfindet.

Handelsformen

Flüssiger Lebertran
Kapseln, die mit etwas Wasser geschluckt werden.

Anwendung

Wichtig ist, Lebertran gleichzeitig mit fetthaltigen Nahrungsmitteln einzunehmen. Die Vitamine A, D und F sind fettlöslich. Fehlen fetthaltige Substanzen, werden die Vitamine vom Blut nicht absorbiert, sondern mit dem Stuhl ausgeschieden.

Dosierung
Dosierung beachten; sie kann von einer Marke zur anderen verschieden sein. Normalerweise enthält eine Kapsel 750 i. E. Vitamin D und 7500 i. E. Vitamin A. In der Regel genügt eine Kapsel täglich. Bei erhöhtem Bedarf kann die Menge gesteigert werden, jedoch nur für kurze Zeit (3 bis 4 Wochen).

Dauer
Bei normaler Dosis kann die Kur mehrere Monate dauern.

Leinöl

Leinöl wird aus Flachs gewonnen, einer wild wachsenden Pflanze, die sich jedoch auch gut kultivieren läßt. Sie ist einjährig, wird 30 bis 100 cm hoch und treibt im Laufe der Monate Juni und Juli blaue Blüten. In diesen bilden sich flache, elliptische, bräunliche Samen – die Leinsamen. Der Flachs gehört zu den ältesten Kulturpflanzen. Schon früh wurde er zur Stoffherstellung genutzt. Geschätzt waren die Fasern wegen ihrer Länge, Feinheit und weißen Farbe.

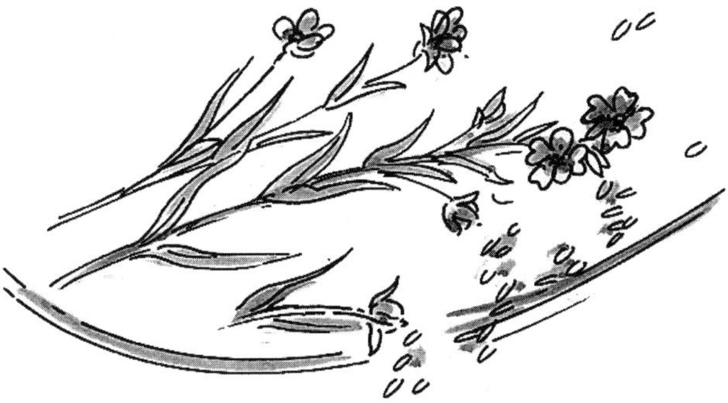

In der Volksmedizin werden die heilenden Samen verwendet. Reich an Schleim, wirken sie anregend auf den Darmtransit. Sie enthalten auch entzündungshemmende Substanzen, die innerlich (Verdauungstrakt, Harnwege) wie äußerlich (Haut) wirken. Leinsamenmehl schließlich dient zur Herstellung von Wickeln. Hier interessieren uns jedoch die Eigenschaften des Öls mit seinem hohen Anteil an ungesättigten Fettsäuren oder Vitamin F.

Ungesättigte Fettsäuren und Vitamin F sind identisch. Haupt- und fast einzige Quelle für die ungesättigten Fettsäuren sind kaltgepreßte Pflanzenöle. Vitamin-F-Mangel ist verbreitet, verwendet doch die Mehrheit der Bevölkerung warmgepreßte, raffinierte Öle (die Hitze zerstört das Vitamin F!). Einfachstes Zeichen eines Mangels ist eine trockene Haut: Anfangs vor allem auf den oberen Extremitäten lokalisiert, geht sie auf den Rücken über und verbreitet sich von da über den ganzen Körper.

Fettsäuren gehören zu den Grundelementen aller Fette. Der Unterschied zwischen einem Fett und einem Öl ist nicht, wie allgemein angenommen, die tierische oder pflanzliche Herkunft, sondern der Gehalt an gesättigten und ungesättigten Fettsäuren. So bestehen alle fetthaltigen Produkte (Butter, Schweineschmalz, Sonnenblumenöl usw.) aus gesättigten und ungesättigten Fettsäuren; sie unterscheiden sich einzig durch ihren Anteil.

Der Name besagt es: anders als ungesättigte Fettsäuren können sich gesättigte Fettsäuren nicht mehr mit anderen Atomen oder Molekülen verbinden. Je reicher eine Substanz an gesättigten Fettsäuren, um so fester, je reicher an ungesättigten, um so flüssiger.

Im Gegensatz zu den gesättigten kann der Körper ungesättigte oder essentielle Fettsäuren nicht selbst herstellen. Weil sie durch die Nahrung zugeführt werden müssen, bezeichnet man sie als Vitamine, denen man den Buchstaben F verliehen hat.

Obwohl der Volksmund gesättigte als «schlechte» Fettsäuren bezeichnet, ungesättigte hingegen als «gute», sind beide notwendig. Die ungesättigten sind an der Zusammensetzung des Gewebes beteiligt und dienen zum Aufbau des Körpers; die gesättigten produzieren vorwiegend Energie (Wärme, Brennstoff für die Muskeln), können sich aber mit dem Cholesterin verbinden und an den Gefäßwänden ablagern – Ursache der Arterienverkalkung, die zu Herz- und Gefäßkrankheiten führen kann wie Embolie, Herzinfarkt oder Hirnschlag. Daher ihr schlechter Ruf.

Die essentiellen Fettsäuren helfen, den Cholesterinspiegel zu senken und den Körper von diesen Ablagerungen zu befreien. Anstelle der gesättigten Fettsäuren mischen sich die ungesättigten mit dem Cholesterin zu einer leicht löslichen Verbindung, die ebenso leicht den Blutkreislauf verlassen kann, um in die verschiedenen Drüsen zu gelangen, wo sie zur Hormonproduktion, etwa der Herstellung von Bilirubin, benötigt wird.

Es gibt drei hauptsächliche ungesättigte Fettsäuren bzw. F-Vitamine: Arachidonsäure, Alpha-Linolsäure und Linolsäure. Von ihnen hängt es wesentlich ab, ob Gifte und Toxine in unseren Körper eindringen können.

Haupteingang für Toxine ist unser Darm, vor allem, wenn er in schlechtem Zustand ist. Normalerweise arbeiten die Schleimhäute des Darms wie ein intelligenter Filter, der nur durchläßt, was dem Organismus dient. Die mit der Nahrung aufgenommenen Gifte (Zusatzstoffe, Umweltgifte oder Gärungs- und Fäulnisgifte, enstanden durch falsche Verwertung der Nahrungsmittel) werden gezwungen, im Darmtrakt zu bleiben, und können mit dem Stuhlgang ausgeschieden werden.

Damit die Darmschleimhäute ihre Aufgabe richtig erfüllen können, benötigen sie ungesättigte Fettsäuren. Sind diese nicht vorhanden, werden die Schleimhäute geschwächt, verletzt und durchläßig: Die gewöhnlich größeren Moleküle der Toxine können ins Blut eindringen und sich über den Organismus verteilen. Sie beeinträchtigen unser ganzes Körpermilieu, was schließlich krank macht.

Der Organismus ist diesen Toxinen allerdings nicht einfach ausgesetzt. Die Leber kann jene Gifte neutralisieren, die die Barriere der Darmschleimhäute passierten: Was immer die Kapillaren der Darmschleimhäute aufnehmen, wird zuerst durch die Pfortader zur Leber geleitet. Die Nährstoffe werden in den Blutkreislauf abgegeben – umgewandelt oder nicht – und gelangen dann zu den Zellen. Die Gifte werden unwirksam gemacht oder mit der Galle vermischt und wieder dem Darm zugeführt und dann durch ihn ausgeschieden, allerdings nur, wenn die Darmschleimhäute in gutem Zustand sind. Sind sie durchläßig, muß der Körper die Gifte wieder aufnehmen. Intakte Darmschleimhäute sind also doppelt wichtig. Heutzutage ist der Vitamin-F-Mangel verbreitet und damit auch die Selbstvergiftung via Darm.

Eine wichtige Rolle spielen die ungesättigten Fettsäuren auch in unserem Abwehrsystem, dem sogenannten Immunsystem. Dank ihnen können die Prostaglandine gebildet werden. Droht dem Organismus Gefahr von einer Bakterie, einem Virus oder einer Krebszelle, verteidigt er sich folgendermaßen. Erst reagiert er in Form einer Entzündung: die Gefäße dehnen sich aus; ihre Durchläßigkeit nimmt zu; das Blut strömt vermehrt; der Austausch wird beschleunigt. Damit wird die Tätigkeit der Abwehrkörper (Lymphozyten, Antikörper usw.) erleichtert. Diese Entzündung wird durch «kriegerische» Prostaglandine (PGE 2) ausgelöst – produziert mit der ungesättigten Arachidonsäure. Sind die Angreifer geschlagen, führen die entzündungshemmenden «friedlichen» Prostaglandine (PGE 1 und PGE 3) das Abwehrsystem wieder in normale Verhältnisse zurück. Ohne diese dauert die Entzündung an, ihre anfänglich günstige Wirkung verkehrt sich ins Gegenteil und führt schließlich – ausgelöst durch die eigenen Abwehrkräfte – zu Entzündungskrankheiten wie Arthritis und Allergien oder zur Zerstörung gewisser Gewebe: Hautverkalkung zum Beispiel oder multiple Sklerose. Der Körper empfindet seine eigenen entzündeten Gewebe als Dauerangriff und sucht sich davon zu befreien, indem er sie zerstört.

Die «kriegerischen» Prostaglandine fehlen in der Regel kaum je, weil sie, wie gesagt, mit Arachidonsäure hergestellt werden, die sowohl in Pflanzenölen als auch in Tierfetten enthalten ist. Die «friedlichen» Prostaglandine (PGE 1 und 3) hingegen werden nur mit Fettsäuren aus kaltgepreßten Pflanzenölen produziert: PGE 1 mit Linolsäure, die in großen Mengen in zahlreichen Ölen aus erster kalter Pressung vorkommt (Distelöl 76%, Sonnenblumenöl 65%, Weizenkeimöl 62%, Nußöl 60% und Maiskeimöl 57%), PGE 3 mit Alpha-Linolsäure, deren Quellen viel seltener und weniger reichhaltig sind (Olivenöl 0%, Sonnenblumen- und Distelöl 1%, Weizenkeimöl 8%, Nußöl 14%).

Eine einzige Quelle bildet eine Ausnahme: Leinöl enthält 49% Alpha-Linolsäure. Dies übersteigt bei weitem sämtliche anderen

Quellen! Der Gehalt an Linolsäure hingegen ist mit 15% nicht sehr hoch, was nicht weiter schlimm ist, da diese Fettsäure in reichem Maß in kaltgepreßten Pflanzenölen enthalten ist. Die hauptsächliche Heilkraft des Leinöls liegt in seiner Wirkung auf die Durchlässigkeit der Schleimhäute und das in unserer Zeit oft geschwächte Immunsystem.

Zusammensetzung

Leinöl besteht aus 11% gesättigten und 89% Prozent ungesättigten Fettsäuren. Dies sind: 25% Arachidonsäure, 15% Linolsäure, 49% Alpha-Linolsäure. Es enthält außerdem Lezithin und Vitamin E (80 bis 95 mg auf 100 g Öl).

Lezithin ist eine fettige Substanz, notwendig für das gute Funktionieren von Nervensystem und Gehirn. Es stärkt und entspannt die Nerven gleichermaßen und ist auch beteiligt am Aufbau und der Wiederherstellung der Schutzhülle der Nerven, der sogenannten Myelinmarkscheide. Bei der multiplen Sklerose werden diese Scheiden angegriffen, was die für diese Krankheit typischen motorischen und sensitiven Beschwerden verursacht. Vitamin E hat antioxidierende Eigenschaften. Dies bedeutet, daß es empfindlichen Substanzen – wie etwa dem Vitamin F – hilft, nicht zu oxidieren oder, anders ausgedrückt, ihre Eigenschaften zu bewahren. Vitamin E ist auch für die Geschlechtsdrüsen wichtig, fördert die Vernarbung der Haut und ist gegen Herz- und Gefäßkrankheiten wirksam. Bei Herz- und Gefäßleiden wirkt Vitamin E zusammen mit Vitamin F. Eine ausreichende Menge davon im Blut verhindert, daß sich Cholesterin ansammeln und Ablagerungen bilden können.

Indikation

Die Beschwerden, die durch einen Mangel an Vitamin F entstehen, sind sehr zahlreich, lassen sich aber in einige große Gruppen aufteilen:

Allergien

Vitamin F stärkt die Widerstandskraft von Haut und Schleimhäuten gegenüber Allergenen. Andererseits können die Allergene auch besser neutralisiert werden, und die von ihnen ausgelösten Entzündungen klingen dank ausreichender Erzeugung der «friedlichen» Prostaglandine schneller ab.

Degenerative Krankheiten

Beschädigtes Gewebe und ein geschwächtes Immunsystem sind Merkmale degenerativer Leiden wie Krebs, multiple Sklerose oder Polyarthritis. Vitamin F vermindert die Angriffe auf Zellen (Krebs), Myelinmarkscheiden (multiple Sklerose) und Gelenke (Polyarthritis). Es stärkt Widerstands- und Filtrierfähigkeit der Darmschleimhäute, durch welche die Toxine in den Körper gelangen können. Es stärkt auch in besonderem Maß das Immunsystem, das die Krebszellen ausscheiden und die Gifte vernichten muß.

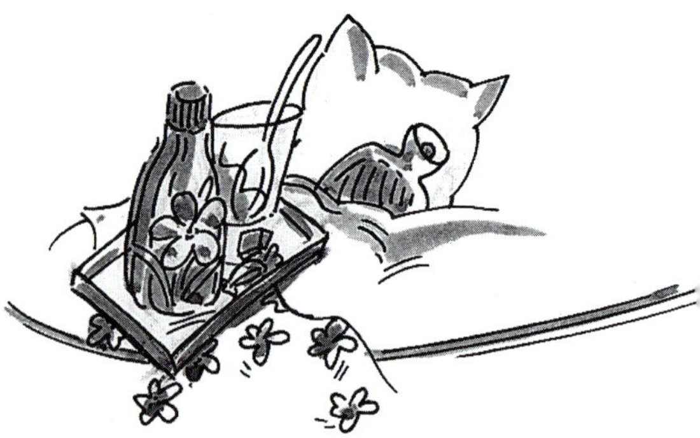

Haut

Einfachstes Zeichen für einen Vitamin-F-Mangel ist eine trockene Haut. Anfangs vor allem auf den oberen Extremitäten, geht sie auf den Rücken über und verbreitet sich von da über den ganzen Körper.

Herz- und Gefäßkrankheiten

Die ungesättigten Fettsäuren des Leinöls verhindern, daß sich Cholesterin und gesättigte Fettsäuren im Blut ansammeln und an den Gefäßwänden ablagern können. Leinöl-Kuren sind günstig bei zu hohem Cholesterinspiegel, Venenentzündungen, Thrombosen, Herzinfarkt – sowohl zur Vorbeugung als auch zur Heilung.

- **Infektionen**

Eine Leinöl-Kur empfiehlt sich für alle, die an wiederkehrenden Infektionen leiden, allgemeinen wie Grippe oder besonderen wie Infektionen der Lunge (Bronchitis), von Hals und Nase (Angina, Schnupfen, Sinusitis) oder der Harnwege (Blasenentzündung). Wiederholte Infektionen sind nicht durch die Virulenz der Mikroben bedingt, sondern durch mangelnde Abwehrkraft des Immunsystems. Dieses kann dank Vitamin F gestärkt werden.

- **Einschränkungen**

Es sind keine bekannt.

Handelsformen

Leinöl ist nur in Form von Öl erhältlich. Es wird in Metall- oder sonst lichtunempfindlichen Flaschen verkauft (Licht zerstört die empfindlichen Vitamine!). Die Flaschen enthalten nur 250 oder 500 ml, damit das Öl innert Kürze (4 bis 5 Wochen) aufgebraucht werden kann. Bei längerer Lagerung oxidiert das Öl. Geöffnet muß es im Kühlschrank aufbewahrt werden.

Kapseln sind beim Leinöl nicht sinnvoll, dafür ist die tägliche Dosis zu groß.

Anwendung

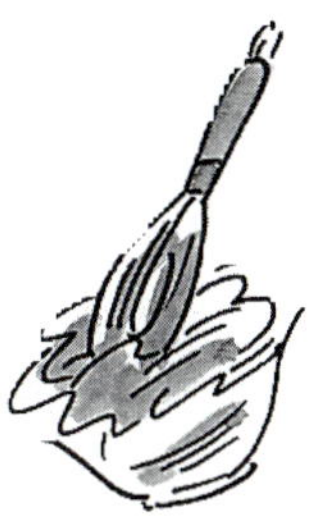

Leinöl wird mit Magerquark oder Joghurt vermischt eingenommen. Es ist ratsam, die Mischung mit dem Schneebesen zu verquirlen, um ein feine Emulsion zu bekommen. Verdaulichkeit und Assimilationsfähigkeit werden so wesentlich erhöht. Um den leichten Nußgeschmack zu variieren, kann der Mischung eine Frucht beigegeben werden.

Dosierung

Der Bedarf an ungesättigten Fettsäuren (Vitamin F) liegt zwischen 12 und 25 g täglich (ca. 2 Eßlöffel), der nicht ausschließlich mit Leinöl zu decken ist. Für die Tagesration der Alpha-Linolsäure reichen 2 Teelöffel Leinöl; die anderen Fettsäuren, besonders die Linolsäure, können mit einem bis anderthalb Eßlöffeln kaltgepreßtem Öl wie Sonnenblumenöl, Nußöl, Sesamöl, Maiskeimöl oder Distelöl (in der Salatsauce oder über gegartes Gemüse geträufelt) gedeckt werden.

Da ungesättigte Fettsäuren sich zusammen mit gesättigten Fettsäuren weniger gut assimilieren, sind tierische Fette (Fleisch, Butter, usw.) sparsam zu verwenden!

Dauer

Die erste Kur mit Leinöl sollte 2–3 Monate dauern. Sie kann beliebig wiederholt werden. Kranke hingegen tun gut daran, Leinöl in ihre tägliche Ernährung einzubauen.

Meeralgen

Während der Großteil der Pflanzen an der trockenen Erdoberfläche wachsen, frischer Luft und direkter Sonnenbestrahlung ausgesetzt, leben andere – die Algen zum Beispiel – nur im Wasser. Sie nehmen die Sonnenstrahlen durch eine mehr oder weniger tiefe Wasserschicht auf, in unseren Breiten bis auf 15 Meter Tiefe. Wie alle Pflanzen, stellen auch die Algen durch Photosynthese einen großen Teil ihrer Nährstoffe her.

Chlorophyll, der grüne Farbstoff der Pflanzen, nutzt die Sonnenenergie, um Kohlenstoff in Kohlenhydrate umzuwandeln. Fehlt die Sonne (während der Nacht), wird der Vorgang unterbrochen, die Algen produzieren Proteine mit Hilfe der Kohlenhydrate und anderer Stoffe, die sich im Wasser befinden. Die Algen stehen am Anfang der Ernährungskette und müssen deshalb alle notwendigen organischen Substanzen selbst herstellen (Proteine, Kohlenhydrate, Fette und Vitamine). Infolgedessen enthalten die Algen praktisch alle lebensnotwendigen Nährstoffe: nicht nur die organischen, sondern auch die anorganischen wie Mineralstoffe und Spurenelemente – letztere in beeindruckender Zahl – dank ihrer Eigenschaft, alle Mineralstoffe und Spurenelemente der Umgebung in ihren Geweben zu konzentrieren.

Die Umgebung der Algen ist reicher an Mineralstoffen als jedes andere Milieu dieser Erde. Gewässer aller Erdteile versammeln sich im Meer und vereinigen Mineralstoffe aus der Erosion sämtlicher Felsen. Bei Verdunstung steigt nur das Wasser, die Mineralstoffe bleiben im Meer zurück. Meerwasser enthält alle Grundelemente für den Aufbau der Materie.

Es gibt rund 25000 verschiedene Algen, und jede hat ihre Eigenarten. Die «Laminaria digitata» und die «Fucus vesiculosus» werden als Nahrungsergänzungsmittel genutzt. Erstere ist eine 3 bis 4 Meter lange braune Alge. Verbreitet in der Gegend des Ärmelkanals und des Nordatlantiks, setzt sie sich auf den

Felsen auf dem Meeresboden ab, tief genug, um selbst bei Ebbe ohne Luftkontakt zu bleiben. Die zweite, ebenfalls eine Braunalge, mißt 50 cm bis 1 m und wächst in denselben Gegenden wie die Laminaria, allerdings weniger tief; bei Ebbe ist sie der Luft ausgesetzt.

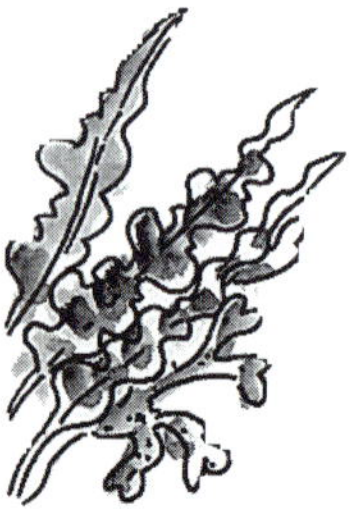

Die Algen werden von Hand geerntet, mit einer Sichel oder einem Messer für die nur wenig tiefen, mit einer Spezialmaschine für die tieferen. Um ein Faulen nach der Ernte zu verhindern, werden sie rasch an der Luft getrocknet, wo sie 50% ihres Wassers verlieren. Dann werden sie in Warmluftöfen weiter getrocknet. Zum Schutz der Vitamine darf die Temperatur 32 Grad nicht übersteigen. Hierauf werden die Algen zu einem feinen Pulver zerstoßen, das anschließend durch Zerstäuben noch verfeinert wird: durch brüsken Druckunterschied werden die Zellen gesprengt; sie geben jetzt ihre kostbaren Nährstoffe frei.

Zusammensetzung

Die Zusammensetzung der beiden Algen ist sehr ähnlich, abgesehen vom Vitamin-C-Gehalt, der in Fucus vesiculosus bedeutend höher liegt.

Beide Algen enthalten 57% Kohlenhydrate, 4% Fette und 9% Proteine. Bei den Aminosäuren der Proteine findet man alle acht essentiellen Aminosäuren, was die Algen zur ausgezeichneten Proteinquelle macht.

Vitamine

Die für den Menschen wichtigsten Vitamine finden sich in den Algen: A, B1, B2, B3, B6, B12, C, D3 und E. Es fehlen also nur Vitamin F und einige Vitamine der B-Gruppe. Diese Vielfalt an Vitaminen ist außergewöhnlich; noch erstaunlicher ist jedoch der Gehalt an Mineralsubstanzen.

Mineralstoffe und Spurenelemente

20% der getrockneten Algen bestehen aus Mineralstoffen, was

einen wahren Rekord darstellt. Auf 100 g kommen 7500 mg Kalium, 5000 mg Natrium, 4000 mg Kalzium, 2500 mg Chlor, 2500 mg Magnesium, 1000 mg Schwefel, 1000 mg Phosphor, 700 mg Jod, 600 mg Eisen und je 50 mg Kupfer und Mangan.

Die Spurenelemente in alphabetischer Reihenfolge: Aluminium, Antimon, Arsen, Barium, Beryllium, Blei, Bor, Brom, Cer, Chrom, Fluor, Gallium, Germanium, Gold, Kadmium, Kobalt, Lithium, Molybdän, Nickel, Rubidium, Selen, Silber, Silizium, Strontium, Thallium, Titan, Vanadium, Wismut, Zink, Zinn.

Ein solcher Reichtum ist höchst selten. Er macht die Algen zu einem ausgezeichneten Mineralstoff-Aufbaumittel. Dazu kommt, daß diese Stoffe durch den pflanzlichen Filter gehen, was ihre Assimilationsfähigkeit begünstigt. Wer weiß, welch wichtige Aufgabe jedes Spurenelement hat, um eines oder mehrere Enzyme anzuregen und damit eine oder mehrere organische Funktionen, kann sich die Wohltat für einen kranken oder müden Organismus leicht vorstellen. Sämtliche Stoffwechselvorgänge werden angeregt, der Organismus revitalisiert.

Einer der Mineralstoffe, die sich in den Algen finden, hat eine ganz besondere Bedeutung. Es handelt sich um das Jod. Jod ist wesentlich für das Funktionieren der Schilddrüse, welche die physische und die intellektuelle Entwicklung des Menschen beeinflußt. Jodquellen sind selten. Viele Kulturflächen sind sehr arm daran, vor allem in Berggebieten. Früher sind zahlreiche Menschen, die in diesen Gebieten wohnten, durch Jodmangel erkrankt. Die beiden Hauptmerkmale von Jodmangel sind Kropf und Kretinismus. Um das Auftreten dieser Beschwerden zu verhindern und Jodmängeln vorzubeugen, fügen verschiedene Länder ihrem Kochsalz Jod bei. Die einzigen sicheren Jodquellen sind die Meerprodukte: Fische, Meersalz und ganz besonders gewisse Algen, worunter die beiden Algenarten Laminaria digitata und Fucus vesiculosus.

Die Schilddrüse braucht unbedingt Jod, um Hormone herstellen zu können. Fehlt es, so vergrößert sich die Drüse und versucht den Jodmangel durch Vermehrung des aktiven Gewebes (Kropf) zu kompensieren.

Die Schilddrüse kontrolliert die Geschwindigkeit, mit welcher sich die Stoffwechselvorgänge abspielen. Bei einem Jodmangel kann der Basisstoffwechsel stark verlangsamt werden. Daraus ergibt sich eine verminderte Energieerzeugung, die durch allgemeine Müdigkeit, Kraftlosigkeit und Spannungsmangel bis hin zur Lethargie, verlangsamten Puls, zu niedrigen Blutdruck und Gewichtszunahme zum Ausdruck kommen.

Die Zeiten im Leben, wo genügende Jodzufuhr besonders wichtig ist, sind das Wachstum, Schwangerschaften und die Stillzeit sowie die Wechseljahre, eine Zeit, während welcher oft eine Kropfbildung erfolgt.

Wenn ein Jodmangel sich schädlich auswirkt, so tut dies ein Zuviel an Jod ebenfalls. Es führt zu einer Überfunktion der Schilddrüse (Hyperthyreose); diese äußert sich durch allgemeine Anregung des Stoffwechsels: das Herz schlägt rascher und stärker, der Blutdruck steigt, und der Körper verbrennt schneller, was zu einem vergrößerten Nahrungsmittelbedarf führt. Zudem stellen sich Nervosität und Hyperaktivität ein.

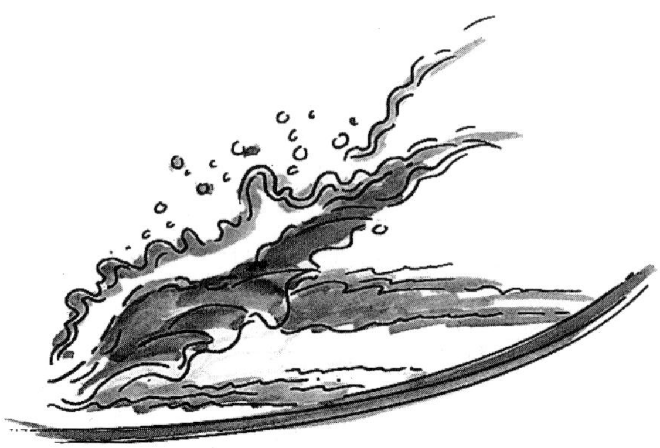

Indikation

Die nährstoffreichen Meeralgen bringen bei fast allen Krankheiten Linderung, ausgenommen bei Jodunverträglichkeit.

Bei folgenden Beschwerden haben sich die Algen als besonders wirksam erwiesen:

- **Allergien**
  Allergien entfalten sich in einem Körpermilieu, das Mangel leidet. Dies macht den Organismus überempfindlich. Die Algen stärken die Resistenz, vermindern die Sensibilität und wirken ausgleichend auf seine Reaktionen.

- **Depressionen**
  Abgesehen von ihren stärkenden und belebenden Eigenschaften sind die Algen erfolgreich bei der Behandlung von Depressionen, die durch einen Mangel an Jod, Magnesium und anderen für das Nervensystem unentbehrlichen Mineralstoffen verursacht sein können.

- Entmineralisierung
  Mineralstoffmangel ist eine Ursache vielfältiger Beschwerden: Wachstumsstörungen, Gelenkbeschwerden (Rheuma), schlechte Heilung von Knochenbrüchen, Entmineralisierung des Skelettes bei älteren Menschen oder während des Klimakteriums usw. In allen Fällen leisten die Algen wertvolle Dienste.

- Herz- und Kreislaufbeschwerden
  Die Zufuhr an Vitaminen, Mineralstoffen und Jod ist bei allen Herz- und Kreislaufbeschwerden angezeigt: Arterienverkalkung, Cholesterinüberschuß, Herzinfarkt, Venenentzündung, Krampfadern, schlechte Blutzirkulation usw.

- **Hypothyreose**
  Bedingt durch Jodmangel und, wie bei allen Krankheiten, ausgelöst durch Nährstoffmangel, ist auch diese Unterfunktion der Schilddrüse nur durch Zufuhr der mangelnden Substanz

heilbar – in diesem Fall also Jod, das in den Algen besonders reich vorhanden ist (0,4 bis 1% im getrockneten Algenpulver).

- **Immunsystem**
  Eine Algenkur hilft jenen, die anfällig sind auf allgemeine infektiöse Krankheiten (Schnupfen, Bronchitis, Grippe, Blasenentzündung) oder aus anderen Gründen öfters krank sind. Die Kur steigert die Vitalität, reguliert die Funktion der Organe und erhöht die Abwehrkräfte.

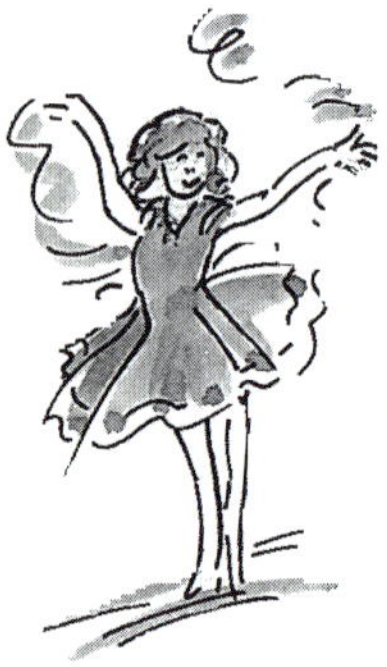

- **Klimakterium**
  Die Algen beugen während des Klimakteriums der Entwicklung eines Kropfs und der Entmineralisierung des Skeletts (Osteoporose) vor.

- **Kraftlosigkeit, Erschöpfung**
  Bei fehlender Energie, Spannkraft und Lustlosigkeit, oft durch Nährstoffmangel verursacht, geben die Algen neue Kräfte, indem sie Mängel decken und durch Jodzufuhr die Stoffwechselfunktionen anregen.

- **Rheumatismus**
  Seit frühesten Zeiten wurden Algenbäder zur Behandlung von Rheumatismus verordnet. Bei Einnahme wirken Algen mineralisierend und regenerierend auf die Gelenke. Zudem regen sie den Stoffwechsel an und begünstigen die Ausscheidung der Schlacken, welche in den Gelenkzwischenräumen, Gelenkknorpeln und Knochen sitzen.

- **Rheumatismus**
  Durch Anregen des Stoffwechsels helfen die Algen, den Verbrennungsprozeß zu beschleunigen und die Ausscheidung überflüssiger Fette zu begünstigen.

- **Verstopfung**
  Die kräftigende und belebende Wirkung der Algen wirkt sich auch im Darmtrakt aus und hilft bei trägem Darm.

Einschränkungen

Auf Algen verzichten sollten alle, die überempfindlich auf Jod reagieren und unter Hyperthyreose leiden. Es sind eher nervöse Menschen, deren Stoffwechsel bereits überstrapaziert ist. Eine Unverträglichkeit zeigt sich schnell: Herzklopfen, Unruhe, Nervosität, Schweregefühl in der Schilddrüsengegend, schließlich Schwitzen selbst bei Untätigkeit.

Die bei einer Algenkur täglich eingenommene Salzmenge (Natrium-Chlorat) ist gering. Auf Algen muß also nur verzichten, wer eine strikt salzarme oder salzlose Diät zu befolgen hat.

Handelsformen

Die Algen als Nährstoffergänzungsmittel sind als Pulver oder Tabletten erhältlich. Wegen des ausgeprägten Geschmacks werden meist Tabletten bevorzugt. Sie sind mit etwas Wasser vor den Mahlzeiten zu schlucken. Das Pulver wird den Speisen zugefügt (nicht kochen!) oder mit Wasser, Frucht- und Gemüsesaft gemischt.

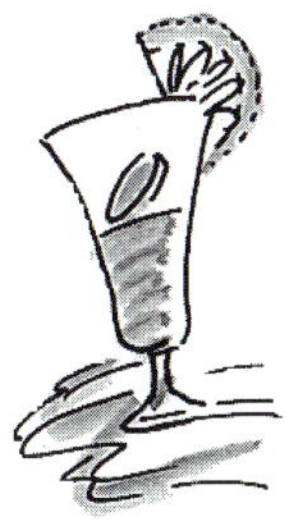

Anwendung

Dosierung

Um eine Überdosis Jod zu verhindern, sind die Vorschriften des Herstellers genau zu befolgen. Im allgemeinen nimmt man eine Algentablette täglich vor einer Mahlzeit. Zu empfehlen sind Frühstück oder Mittagessen; später eingenommen, könnte die anregende Wirkung zu Schlafstörungen führen. Bei guter Verträglichkeit und wenn die Notwendigkeit besteht (Hypothyreose), kann auf zwei Tabletten täglich gesteigert werden.

Dauer

Algenkuren dauern einige Monate: 1–3 Monate für kurze Kuren, 3–4 Monate für längere. Sie können bei Bedarf ein- oder zweimal jährlich wiederholt werden.

Sanddorn

Der Sanddorn (Hippophaë rhamnoides) ist ein dorniger Busch, der bis drei Meter hoch werden kann. Seine Blätter sind länglich, auf der Blattoberseite von schöner grausilberner Färbung und mattgrün auf der unteren. Im Herbst trägt er gelb-orange Beeren, die einen stark sauren Geschmack haben. Diese werden als Nahrungsergänzung genutzt.

Der Sanddorn wächst in ganz Europa, vom Meer bis auf 1800 m Höhe. Er bevorzugt verwilderte Gebiete: Dünen, sandige und steinige Hänge an Wasserläufen. Was er braucht, ist genügend Raum und, noch wichtiger, Licht und Wärme.

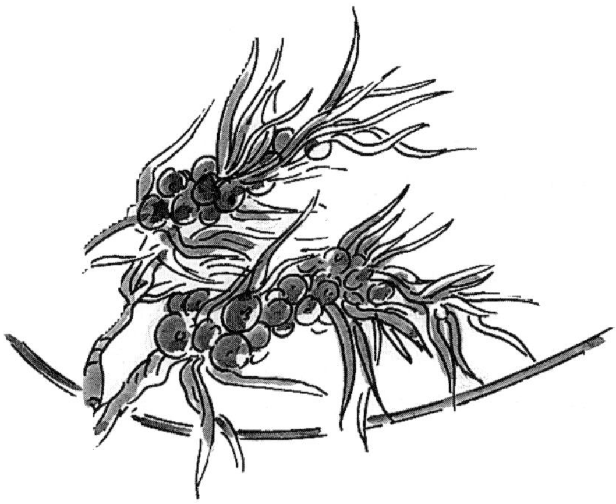

Das Bedürfnis nach Sonne ist so groß, daß der Sanddorn erst viel später als die meisten anderen Bäume und Sträucher aus dem Winterschlaf erwacht. Er wartet die Maisonne ab, um seine ersten Knospen zu entfalten. Steht er zum Beispiel im Schatten eines höheren Baumes, geht er schnell zugrunde, und seine unteren Äste sterben ab, sobald ihnen die höher wachsenden das Sonnenlicht nehmen.

Die ganze Sonnenkraft scheint sich in seinen Beeren zu konzentrieren. Diese sind klein, d. h. 7 bis 8 mm lang und 4 bis 5 mm breit, und schwer zu pflücken, da sie eng an den Ästen zwischen zahlreichen Dornen sitzen. Geerntet wird deshalb mit Handschuhen, vor dem ersten Frost, im September oder Oktober.

Zusammensetzung

Vitamine

Der Sanddorn wird vorwiegend wegen seines hohen Anteils an Vitamin C (Ascorbinsäure) verwendet. Er ist eine der bedeutenden Vitamin-C-Quellen in unseren Regionen. Der Gehalt wird nur noch von ein paar exotischen Pflanzen übertroffen, zum Beispiel der Acerola. Sanddorn enthält fast zehnmal mehr Vitamin C als die Zitrone! 100 g frische Sanddornbeeren enthalten durchschnittlich 450 mg Vitamin C. In besonders günstigen Jahren kann der Anteil bis auf 1300 mg steigen! 450 mg Vitamin C auf 100 g Beeren mag gering erscheinen im Vergleich mit dem einen Gramm in fast allen Brausetabletten. Indes: Das Vitamin C des Sanddorns vereinigt alle 24 Kofaktoren, die im synthetisch hergestellten Vitamin C (aus Maiszucker produzierte Ascorbinsäure) der Brausetabletten fehlen. Dank diesen Kofaktoren entfaltet das natürliche Vitamin C des Sanddorns eine weit größere Wirkung.

Vitamin C ist eines der wichtigsten Vitamine für den Organismus. Nebst seinen vielfältigen Eigenschaften scheint es gar die Fähigkeit zu besitzen, momentan in nicht genügender Menge im Organismus vorhandene Vitamine vorübergehend zu ersetzen.

Eine der Hauptaufgaben des Vitamins C ist der Aufbau der Gewebe. Es ist unentbehrlich für Bildung und Unterhalt der Kollagene, d. h. der Substanz, die den Geweben Festigkeit verleiht. Bei einem Mangel verlieren die Knochen ihre Härte und zerbrechen leicht, das Zahnfleisch blutet, die Blutgefäße platzen und lassen das Blut in das Gewebe fließen usw. All diese

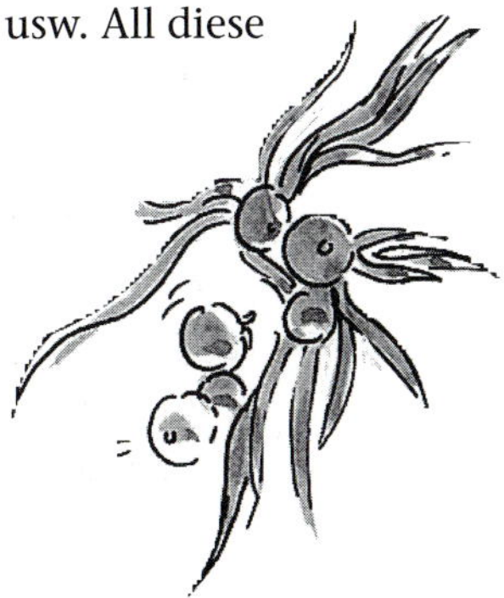

Symptome sind übrigens Anzeichen des Skorbuts, einer Krankheit, die durch Vitamin-C-Mangel verursacht wird. Eine ausreichende Vitamin-C-Zufuhr gibt somit allen Organen und Geweben die Möglichkeit, sich in einem guten Zustand zu befinden und richtig zu funktionieren. Dies erweist sich als nützlich für so verschiedenartige Vorgänge wie die Herstellung der roten Blutkörperchen, die Abwehr von Mikroben, die durch die Schleimhäute in den Körper eindringen möchten, oder das Aufrechterhalten eines wirkungsvollen Immunsystems.

Die Energieerzeugung ist ein weiteres Gebiet, auf dem das Vitamin C aktiv ist. Energiemangel und Müdigkeit gehören zu den ersten Symptomen eines Vitamin-C-Mangels. Alle Organe, in denen sich intensive Stoffwechselvorgänge vollziehen, wie das Gehirn, die Nebennierenrindendrüsen oder die Eierstöcke, enthalten mehr Vitamin C als die anderen. Vitamin C ist unentbehrlich für die allgemeine Aktivität; je aktiver jemand ist, desto größer ist sein Bedarf an Vitamin C. So sinkt der Gehalt an Vitamin C im Gewebe bei Anstrengungen rasch und muß durch neue Zufuhr wieder erhöht werden.

Auch hilft Vitamin C dabei, die nachteiligen Folgen von Streß, der auf sehr intensive Weise die organischen Kräfte beansprucht, besser zu verarbeiten.

Vitamin C ist schließlich ein wichtiger Wirkstoff bei der Entgiftung. Er hilft Schlacken und andere Stoffwechselrückstände, aber auch von außen in den Körper eingedrungene Gifte neutralisieren. Zu diesen Giften zählen auch die toxischen Substanzen aus der Umweltverschmutzung, der chemischen Behandlung von Kulturen, der Konservierungsmittel (Additive) usw. Vitamin C wird in hohen Dosen denjenigen verabreicht, die eine Vergiftung erlitten oder die selber ihren Körper mit Medikamenten oder Drogen vergiftet haben.

Der Sanddorn enthält nicht nur Vitamin C, sondern weitere Nährstoffe, allerdings in bescheidenerem Maß. Doch diese unterstützen die Wirkung des Vitamins C. Es sind die Vitamine

A und F, welche die Schleimhäute aufbauen und kräftigen, und ferner die Vitamine B1, B2 und B6, die anregend auf Energieproduktion und Stoffwechselfunktionen wirken.

Mineralstoffe und Spurenelemente

An Mineralstoffen und Spurenelementen sind Silizium und Kalzium zu erwähnen, beide an der Gewebebildung beteiligt; Kupfer, Magnesium und Eisen unterstützen die organischen Abwehrkräfte; Zink, Phosphor, Natrium und Kalium begünstigen die organischen Funktionen und den Zellstoffwechsel.

Indikation

Grippe

Damit eine Grippe ausbrechen kann, müssen zwei Bedingungen erfüllt sein: es braucht ein Grippevirus und ein dafür empfängliches Körpermilieu. Vitamin C wirkt auf beide Faktoren. Es hat einerseits antivirale Eigenschaften und hilft andererseits, die angesammelten Toxine auszuscheiden, was das Körpermilieu und die organischen Abwehrkräfte stärkt. Der Sanddorn dient sowohl zur Vorbeugung der Grippe wie zur Unterstützung des Körpers während einer Grippe.

Infektionen

«Die Mikrobe ist nichts, das Milieu ist alles», lautet eine berühmte Aussage der Naturmedizin. Wer zu häufigen oder wiederkehrenden infektiösen Krankheiten neigt (Blasenentzündung, chronischer Schnupfen usw.), hat ein geschwächtes Körpermilieu, d. h. ist verschlackt und leidet an Nährstoffmangel. Sanddorn hilft, dieses Milieu zu korrigieren und es für Infektionen unzugänglich zu machen. Mit seinen Nährstoffen deckt er die Mängel und begünstigt gleichzeitig die Ausscheidung der Toxine. Mit seinem Vitamin C zerstört er Viren und Mikroben und kräftigt das Immunsystem.

Kapillaren

Die Tendenz zu Hämatomen, wie sie an den Beinen schon nach

leichter Prellung auftreten können, werden durch eine Schwäche der Blutkapillaren ausgelöst. Diese platzen zu schnell, da ihre Gewebe nicht über genügend Vitamin C verfügen. Wiederholte Kuren mit Sanddorn stärken die Kapillaren; ihre Wände werden kräftiger und geschmeidiger.

- **Kraftlosigkeit**
  Indem bei geschwächten Menschen die Stoffwechselfunktionen angeregt werden, verhilft das Vitamin C dazu, daß die Energieproduktion sich wieder normal vollziehen kann. Das Wiederfinden der Kräfte wird noch unterstützt durch die entgiftenden Eigenschaften von Vitamin C; es hilft den Körper von Schlacken befreien, die sein Funktionieren beeinträchtigen.

- **Streß**
  Was auch immer Streß verursacht, er verlangt vom Organismus eine intensivere Tätigkeit als gewöhnlich. Das im Sanddorn enthaltene Vitamin C hilft mit Streßsituationen besser fertig werden, da es dem Körper nicht nur ermöglicht, sich in einem beschleunigten Rhythmus zu betätigen, sondern auch die Ausscheidung der bei Streß vermehrt anfallenden Toxine begünstigt.

- **Vergiftungen**
  Vitamin C neutralisiert giftige Substanzen. Sanddornkuren helfen dem Körper, sich von verschiedenen Giften wie Umweltgiften, Tabak, Alkohol, Medikamenten oder Drogen zu befreien.

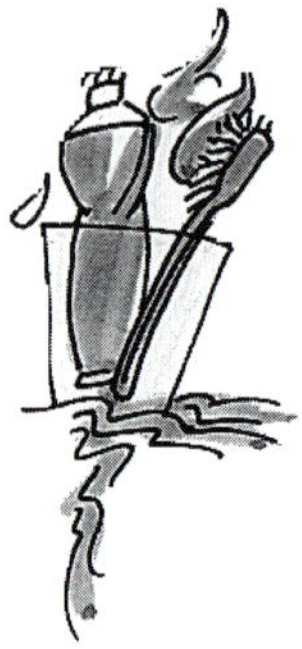

- **Zahnfleisch**
  Ein typisches Symptom für einen Vitamin-C-Mangel ist eine Schwäche von Zahnfleisch und Nasenschleimhäuten (diese sind leicht verletzbar und bluten schnell, z. B. beim Zähneputzen). Vitamin C macht das Gewebe widerstandskräftiger.

- **Einschränkungen**
  Es sind keine bekannt.

Handelsformen

Um den hohen Wert des Vitamins zu erhalten, werden die Beeren gleich nach der Ernte zu verschiedenen Produkten verarbeitet: Marmelade, Bonbons und Sirup. Die üblichsten Handelsformen sind jedoch reiner Saft und Elixier. Der Saft wird durch Pasteurisieren haltbar gemacht, das Elixier dank einem Zusatz von braunem Zucker oder Honig.

Anwendung

Dosierung

Vom reinen Sanddornsaft nimmt man dreimal täglich 1 bis 2 Kaffeelöffel mit etwas Wasser. Die Dosierung des Elixiers ist etwas höher, da es außer Saft noch Zucker enthält: dreimal täglich 3 bis 4 Kaffelöffel mit etwas Wasser. Saft oder Elixier können auch unter Joghurt, Quark, Müsli usw. gemischt werden. Bei Bedarf (Grippe) kann die Dosis erhöht werden; ratsam ist, sie über den Tag verteilt einzunehmen.

Dauer

Sanddornkuren dauern mindestens 3 Wochen. Die Kur wird zwei- bis dreimal jährlich wiederholt. Zur Vorbeugung (zum Beispiel Grippe) kann Sanddorn ab Herbst während der ganzen kalten Jahreszeit genommen werden.

Schwarze Melasse

Schwarze Melasse wird aus Zuckerrohr gewonnen. Zuckerrohr wächst in tropischen Gegenden und kann bis fünf Meter hoch werden. Es sieht dem Bambus ähnlich mit seinem langen Rohr, das alle 30 cm von einem Knoten unterbrochen wird. Von hier gehen die länglichen und gegen Ende sich verjüngenden Blätter aus. Im Unterschied zum Bambus ist Zuckerrohr mit 16–20% seines Gewichtes reich an Zucker (Saccharose).

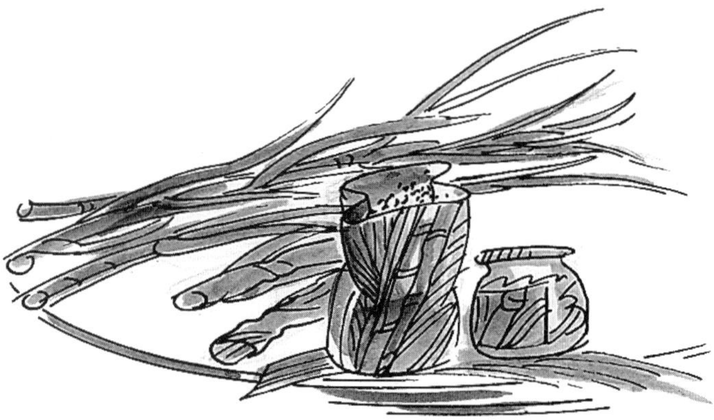

Schon im Altertum waren die Eigenschaften des Zuckerrohrs bekannt, besonders bei den Persern. Alexander der Große entdeckte das Zuckerrohr in Persien und nannte es «Schilf, das ohne Bienen Honig spendet». Süßestes Produkt war damals Honig, «Götternektar» genannt. Der raffinierte Zucker verdrängte ihn im Zug der technischen Entwicklung.

Zur Gewinnung des Zuckers werden die Rohre von den Blättern befreit und in Stücke geschnitten, dann zerdrückt und gepreßt. Der Zucker befindet sich zusammen mit vielen Nährstoffen im Saft. Es sind vor allem Mineralstoffe, aber auch Vitamine und Aminosäuren.

Der Zuckerrohrsaft kann auf zwei Arten weiterverarbeitet werden. Man läßt die flüssigen Anteile verdunsten und erhält ein festes Produkt, den Vollrohrohrzucker, der außer dem Wasser noch alle Nährstoffe enthält. Dieser Zucker ist braun und hat den ausgeprägten Geschmack des Zuckerrohrs: Das ist der beste Zucker.

Beim zweiten Vorgehen wird der Saft zuerst erhitzt, damit der Zucker sich durch Kristallisation von den übrigen Substanzen trennt. Was zurückbleibt, ist eine sirupartige, dicke und sehr dunkle Flüssigkeit; sie enthält alle nicht kristallisierbaren Substanzen wie Aroma- und Farbstoffe, Enzyme, Mineralstoffe, Vitamine und Aminosäuren. Der so gewonnene Zucker ist kein Vollrohrohrzucker mehr. Dafür ist er von heller, attraktiver Farbe, besser haltbar und weniger ausgeprägtem Geschmack. Es handelt sich um den Rohzucker, während der dicke, dunkle Rückstand die schwarze Melasse ist. So ist die schwarze Melasse also der Teil, in dem sich beim Trennungsverfahren die Nährstoffe konzentriert haben. Diese Nährstoffe sind es, die der schwarzen Melasse die Eigenschaften eines Nährstoffergänzungsmittels verleihen. Der Rohzucker, der sich von der schwarzen Melasse getrennt hat, ist sehr arm an Nährstoffen. Der Vollrohrohrzucker hingegen ist noch sehr reich daran, da er den Rohzucker und die schwarze Melasse enthält.

Vollrohrohrzucker und schwarze Melasse enthalten ungefähr gleich viel Mineralstoffe und Vitamine – die schwarze Melasse allerdings in konzentrierter Form und mit einem viel geringeren Zuckeranteil. Sie eignet sich also weit besser zur regelmäßigen und reichlichen Einnahme.

Schwarze Melasse darf nicht mit Tafelmelasse verwechselt werden. Diese besteht gewöhnlich aus Glukosesirup, der aus Stärke (zum Beispiel Kartoffelstärke) gewonnen und mit karamelisiertem Zucker gemischt wird, um Geschmack und charakteristische Farbe dieses Produkts zu erhalten.

Zusammensetzung

Obwohl die schwarze Melasse ein Nebenprodukt der Zuckergewinnung ist, enthält sie dennoch 52% Kohlenhydrate. Diese geben ihr energetische Eigenschaften. Ungefähr 17,5% des Gewichts entfallen auf Aminosäuren (die acht essentiellen) und Fettsäuren; enthalten sind auch die ungesättigten (Vitamin F). Typisch für die schwarze Melasse ist jedoch ihr hoher Mineralstoffgehalt.

Mineralstoffe

Die schwarze Melasse vereint Mineralstoffe in Rekordmengen: auf 100 g kommen 1900–3300 mg Kalium, 800–1400 mg Kalzium, 200–400 mg Magnesium, 30–50 mg Phosphor, 15–28 mg Eisen, 0,5–1,5 mg Kupfer und Chrom. Mit 2–3 g Kalium auf 100 g ist die schwarze Melasse eine gute Kaliumquelle, reicher als Sojabohnen und Bierhefe (1850 mg auf 100 g), Gemüse und Früchte, die als sichere Kaliumquellen gelten. Nur die Meeralgen enthalten noch mehr – mit 7500 mg auf 100 g getrocknete Algen das Doppelte. Algen können jedoch nicht in solcher Menge konsumiert werden (nur 1–2 g täglich). Von der Melasse nimmt man mindestens 12 g täglich (einen Kaffeelöffel). Die Dosierung ist mit 1–3 Kaffelöffel und mehr jedoch meist höher und kann in gewissen Fällen bis 100 g betragen.

Das Kalium regt zahlreiche Enzyme an. Es ist ein basischer Mineralstoff, der eine entsäuernde Wirkung hat. Es ist an der Verteilung der Botschaften entlang der Nervenstränge beteiligt und somit wesentlich für die Muskelkontraktionen. Bei einem Mangel verkrampfen sich die Muskeln. Dadurch entstehen Wadenkrämpfe, Verstopfung durch Krämpfe der Darmmuskulatur oder auch Angina pectoris sowie gewisse durch Krämpfe der Herzmuskulatur bedingte Herzinfarkte.

Kaliummangel ist verbreiteter, als man allgemein annimmt, da einerseits ein Teil der Nahrungsmittel, die Kalium enthalten (Feigen, Obst, Nüsse, Hülsenfrüchte), von vielen nur spärlich genossen werden; andererseits gibt es umfangreiche Kaliumverluste in den Harnwegen, wenn jemand zuviel raffinierten Zucker oder Salz, Kortison oder harntreibende chemische Stoffe zu sich nimmt. Zwei weitere Ursachen haben einen Kaliumverlust durch die Harnwege zur Folge: Streß und Überarbeitung. Der Kalziumgehalt der schwarzen Melasse liegt ein wenig höher als beim Hartkäse, unserer besten Quelle. Kalzium ist am Aufbau des Skeletts und der Zähne beteiligt. Es wirkt auch beruhigend auf die Nerven.

Mit 200–400 mg Magnesium auf 100 g ist schwarze Melasse zudem eine hervorragende Magnesiumquelle – gleich oder gar ergiebiger als die am häufigsten empfohlenen Quellen wie Weizenkeime (400 mg auf 100 g), Mandeln (250 mg auf 100 g), Paranüsse (225 mg auf 100 g), Feigen (77 mg auf 100 g) und Datteln (65 mg auf 100 g). Wie das Kalium, so aktiviert auch das Magnesium zahlreiche Enzyme und ist an den Muskelkontraktionen beteiligt. Bei Mangel ergeben sich Krämpfe und eine Verschlechterung des Zustands der Nerven: Überempfindlichkeit, Reizbarkeit, Nervosität, Ängste usw.

Mit 15–28 mg Eisen auf 100 g Melasse ist der Eisengehalt höher als bei Kalbsniere (5,5 mg auf 100 g), Kalbsleber (5,2 mg auf 100 g), Spinat und getrockneten Aprikosen (3,5 mg auf 100 g) oder Eiern (2,7 mg auf 100 g).

Kupfer und Chrom sind zwei weitere nützliche Mineralstoffe der schwarzen Melasse.

Vitamine

Die schwarze Melasse enthält Vitamin A, D, F und Teile des Vitamin-B-Komplexes. Es fehlen die Vitamine C und E.

Indikation

Anämie

Schwarze Melasse enthält drei- bis sechsmal mehr Eisen als Eier oder Spinat. Ihr Eisen ist zudem leicht assimilierbar.

- **Blutzucker (tiefer)**
  Kalium und Chrom verhindern ein Absinken des Blutzuckers, sind also unentbehrlich für die Umwandlung der Glukose in Energie, ebenso für die Glukose-Lagerung in Leber und Zellen in Form von Glykogen.

- **Darmkoliken**
  Darmkrämpfe können dank dem Kalium gelindert werden.

- **Geschwüre**
  Verschiedene Berichte belegen die wohltuende Wirkung bei Magen- und Beingeschwüren.

- **Herz- und Gefäßleiden**
  Kalium und Magnesium wirken günstig bei Herz- und Gefäßbeschwerden. Beide unterstützen die Arbeit des Herzmuskels und begünstigen das Zusammenziehen und die Entspannung der für den Bluttransport verantwortlichen Gefäße. Empfehlenswert ist die schwarze Melasse bei Angina pectoris, Neigung zu Herzinfarkt, allgemein schlechter Blutzirkulation, Krampfadern und Hämorrhoiden. Die reichhaltige Kaliumzufuhr reduziert die Salzkonzentration im Gewebe und bekämpft Bluthochdruck.

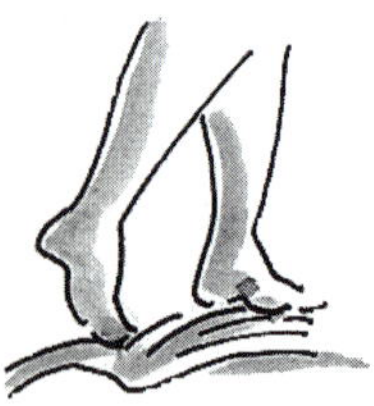

- **Krampfadern**
  Die Blutgefäße erweitern und ziehen sich im Wechsel zusammen, um das Blut zu transportieren. Die für diese Tätigkeit verantwortlichen Muskeln verkrampfen sich bei einem Kalium- und Magnesiummangel. Die Ergebnisse sind eine Stockung des Bluts und Krampfadern.

- **Krämpfe**
  Schwarze Melasse hilft bei Bein- und Wadenkrämpfen sowie anderen Krämpfen (Hände, Bauch usw.).

- **Ödeme**
  Natrium und Kalium müssen stets in ausgewogener Menge im Gewebe vorhanden sein. Nimmt das eine ab, nimmt das andere

überhand. So wird bei Kaliummangel der Salzgehalt in den Geweben erhöht. Die Folgen sind Wasseransammlung und Bildung von Ödemen, weil Salze das Wasser binden (1 g Salz bindet 11 g Wasser). Hier hilft die kaliumreiche schwarze Melasse.

Rheumatismus

Indem die Enzymtätigkeit durch die zahlreichen Nährstoffe angeregt wird, hilft die schwarze Melasse bei der Entgiftung des Körpers. Ihre entsäuernde Wirkung mildert Entzündungsschmerzen durch Übersäuerung. Und die vielen Mineralstoffe begünstigen die Regeneration des Knochen- und Knorpelgewebes.

Schlaflosigkeit, Nervosität

Damit sich das Nervensystem entspannen kann, braucht es nicht zuletzt genügend Nährstoffe. Die schwarze Melasse enthält zahlreiche wichtige Substanzen: Kalzium beruhigt, Kalium läßt die Botschaften zirkulieren, und Magnesium stärkt das Nervensystem. Auch dank ihrem Gehalt an Vitamin B wirkt die schwarze Melasse gegen Schlaflosigkeit und Nervosität.

Schwangerschaft

Kalzium und Vitamin D sind an der Bildung des Fötus (Skelett) beteiligt und schützen die Mutter vor einer Entmineralisierung. Das Eisen behebt Blutarmut, die während dieser Zeit auftreten kann. Die Muskelarbeit während der Geburt wird unterstützt durch die reichliche Kalium- und Magnesiumzufuhr.

Übersäuerung

Ein übersäuerter Körper ist Ursache zahlreicher Krankheiten, die auf eine Demineralisierung zurückzuführen sind. Ihr Reichtum an Mineralstoffen, die erst noch basisch sind (Kalium, Kalzium, Magnesium, Eisen, Kupfer), macht die schwarze Melasse zu einem wertvollen Neutralisierungsmittel.

Verstopfung (krampfbedingte)

Krampfzustände im Verdauungstrakt wirken sich auf die peristaltischen Bewegungen der Därme aus; das Vorwärtsgleiten des Materials wird dadurch behindert. Kalium und Magnesium helfen der Darmmuskulatur, sich richtig zusammenzuziehen und zu entspannen. Schwarze Melasse in hoher Dosis wirkt zudem leicht abführend.

Einschränkungen

Es sind keine bekannt. Diabetiker sollten schwarze Melasse allerdings mit Vorsicht einnehmen.

Handelsformen

Schwarze Melasse ist flüssig oder in Flocken erhältlich. Die Konsistenz der flüssigen schwarzen Melasse entspricht derjenigen eines flüssigen Honigs. Seit einigen Jahren ist die Melasse aber auch in Flocken erhältlich. Durch Entzug des Wassers entsteht eine feste Masse, die nachher zu Flocken gepreßt wird, ohne daß der Nährstoffgehalt beeinträchtigt würde.

Anwendung

Schwarze Melasse schmeckt wie Zuckerrohr, allerdings weniger süß. Es lassen sich schmackhafte Getränke zubereiten. Für eine Kur trinkt man die Melasse gewöhnlich in etwas Wasser aufgelöst. Zuerst wenig warmes – nicht kochendes – Wasser in ein Glas geben. Einen Kaffeelöffel Melasse einrühren, bis sie aufgelöst ist. Nach Belieben mit warmem oder kaltem Wasser auffüllen.

Die schwarze Melasse muß langsam, in kleinen Schlucken getrunken werden, dabei sollte man sie gut einspeicheln. Schnelles Trinken in großen Zügen kann zu Blähungen führen.

Zur Abwechslung kann man die Melasse auch mit Fruchtsaft, Kräutertee oder Milch mischen. Oder man ißt sie gleich aus dem Topf. Dabei empfiehlt es sich jedoch, etwas Flüssigkeit zu trinken, damit sich die Melasse im Magen besser auflöst und leichter assimilierbar wird.

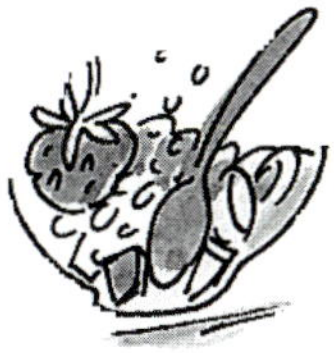

Die Anwendung der Flocken ist dieselbe; diese können zudem über Joghurt, Müsli usw. gestreut werden.

Dosierung

2 bis 3 gut gehäufte Kaffeelöffel täglich entsprechen einer normalen Dosis (1 Kaffeelöffel enthält ungefähr 12 g Melasse). Es gibt Kranke, die bis zu 100 g täglich einnahmen, ohne daß dies Unverträglichkeiten auslöste, im Gegenteil. In hoher Dosierung kann die schwarze Melasse jedoch abführend wirken.

Dauer

Die Art der Beschwerden bestimmt die Länge der Kur. 1 Monat reicht bei leichteren Beschwerden, bei ernsterer Erkrankung muß sie 2–3 Monate dauern und regelmäßig wiederholt werden.

Spirulina

Die Spirulina ist, wie ihr Name besagt, eine spiralförmige, nur einen halben Millimeter lange Alge. Sie besteht aus einer einzigen Zelle und gehört daher zu den einfachen Algen, im Gegensatz zu jenen aus ganzen Zellverbänden, die dank ihrer Größe in den Flüssen, Seen und Meeren zu beobachten sind.

Die Spirulina pflanzt sich fort durch Zweiteilung: aus einer Mutterzelle entstehen zwei Töchter, eine jede bildet wiederum zwei Tochterzellen und so weiter. Dieser Prozeß geschieht ziemlich schnell, so daß die schwimmenden Zellen bald von bloßem Auge zu sehen sind.

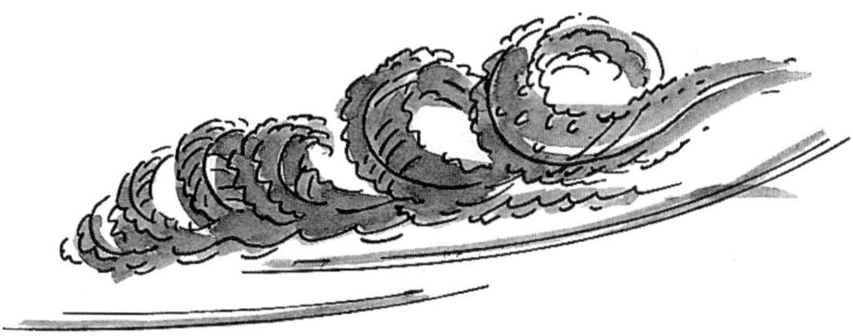

Die Spirulina lebt in salzigen, alkalischen und warmen Gewässern. Doch ist sie keine Meeralge und enthält demnach auch kein Jod. Die Salzkonzentration muß mindestens 10 g pro Liter Wasser betragen; Spirulina gedeiht aber auch in bestimmten Seen mit einer Salzkonzentration bis zu 200 g pro Liter. Das ideale Wasser für die Spirulina hat einen pH-Wert zwischen 8,5 und 11, ist also sehr alkalisch (basisch). In solchen Gewässern können sich Mikroorganismen nur schwer entfalten: sie sind bakteriologisch sehr sauber. Die Spirulina entwickelt sich in Wasser zwischen 20 und 40 Grad und erträgt gar bis zu 60 Grad – in niedrigen Seen heißer Gebiete, in Afrika zum Beispiel im Tschadsee, im Rudolf- und im Nakurasee in Kenia oder in Mexiko im Texococosee.

Es gibt grüne, blaue, rote und braune Algen. Die Spirulina gehört zu den Blaualgen, trotz ihrer schönen dunkelgrünen Farbe. Sie enthält den grünen Stoff Chlorophyll – zu einem kleineren Teil zwar, doch dieser ist viel farbintensiver als der blaue Farbstoff. Die Rolle der Pigmente ist ja, das Sonnenlicht aufzunehmen, um es danach als Energie zur Herstellung von Nährstoffen zu verwenden (Photosynthese).

Die nährstoffreiche Spirulina wird seit langem als Nahrungsergänzungsmittel verwendet. In den ältesten Schriften, die sie erwähnen, ist nachzulesen, daß die Alge für die Azteken (das Volk lebte im 16. Jahrhundert in Mexiko und Zentralamerika) ein traditionelles Nahrungsmittel war. Sie wird vom spanischen Konquistador Cortez, der zwischen 1515 und 1521 das Aztekenreich eroberte, als «Brei» oder «grüner Schlamm» geschildert, der in Massen auf der Oberfläche der mexikanischen Seen schwamm.

Sie schwamm nicht nur, sie wurde von den Azteken in dafür geschaffenen «schwimmenden Gärten» angepflanzt. Der «grüne Schaum» wurde mit Hilfe feinmaschiger Körbe geerntet, die wohl das Wasser durchließen, den Algenbrei jedoch zurückhielten. Dieser wurde dann an den Seeufern getrocknet und verkauft. Die Spirulina bereicherte die Nahrung der Azteken, die gewöhnlich aus Mais, Bohnen und Kürbis bestand. Die Eroberer erkannten den enormen Nährwert der Alge nicht; sie zerstörten einen Teil der «schwimmenden Gärten», indem sie den Texococosee und seine anliegenden Sumpfgebiete trockenlegen ließen, um die Kulturfläche zu erweitern. Noch heute ist die Spirulina eine hochgeachtete Nahrung der Völker rund um die großen Seen Afrikas. Sie sprechen ihr auch mit Recht medizinische Eigenschaften zu.

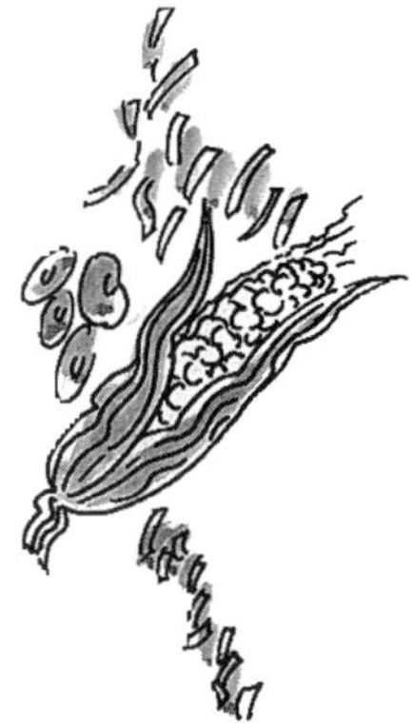

Zusammensetzung

Die Spirulina vereinigt nicht nur die verschiedensten Nährstoffe, sie ist auch reichhaltigste Quelle einer ganzen Reihe von Nährstoffen: Sie ist reicher an Proteinen als jedes andere Nahrungsmittel, auch an Beta-Carotin (Vitamin A), Vitamin B12, Eisen und Gamma-Linolsäure (Vitamin F). Außerdem ist ihr Gehalt an Vitamin E ebenso hoch wie derjenige der Weizenkeime, dem bekanntlich größten Vitamin-E-Spender.

10 Gramm Spirulina (empfohlene Tagesdosis) deckt den Tagesbedarf an Vitamin B12 gleich fünfmal, viermal den Bedarf an Vitamin A, 83% der täglichen Eisenration, 30% an Vitamin B2 und 25% an Vitamin B1.

Die ungesättigten Fettsäuren werden auch «gut» genannt, weil sie den Cholesterinspiegel zu normalisieren vermögen, die Bildung von Depots aus gesättigten Fettsäuren an den Gefäßwänden verhindern, an der Bildung der Schutzhülle der Nerven (Myelinmarkscheiden) beteiligt sind und die Undurchlässigkeit der Schleimhäute und Zellmembrane für Mikroben und Gifte sichern.

Zwei der ungesättigten Fettsäuren, die Linolsäure und die Alpha-Linolensäure, sind ganz besonders wichtig, da dank ihnen die Prostaglandine, für das Immunsystem ganz besonders wichtige Substanzen, gebildet werden können (s. Leinöl).

Diese beiden Fettsäuren werden allerdings nicht direkt zu Prostaglandinen. Zuerst werden sie in eine andere ungesättigte Fettsäure umgewandelt, die Gamma-Linolensäure, dann erst in Prostaglandine. Die Gamma-Linolensäure ist somit eine Vorläuferin der Prostaglandine. Unglücklicherweise wird sie bei denjenigen, die ihrer am meisten bedürfen, nämlich den Kranken, nicht immer in ausreichendem Maße hergestellt. Gründe dafür sind das mit Toxinen gesättigte Körpermilieu der Kranken und die zahlreichen Nährstoffmängel, an denen sie meist auch noch leiden. Die Folge davon ist ein unzureichendes Immunsystem, was die Gesundung erschwert oder gar verunmöglicht.

Ein Mittel, die mangelhafte Produktion der Gamma-Linolensäure im Organismus zu umgehen, besteht darin, daß man die Vorstufe der Herstellung überspringt und dem Körper direkt den Vorläufer der Prostaglandine zuführt: die Gamma-Linolensäure. Die Quellen dieser Säure sind allerdings selten; man findet sie im Nachtkerzen- und im Borretschöl sowie in ... der Spirulina. Diese letzte ist die reichhaltigste Quelle. In der Tat braucht es mehrere Kilo Nachtkerzen, um zwei Kapseln Öl zu erhalten und damit eine Menge an Gamma-Linolensäure, die 10 Gramm Spirulina entspricht!

Proteine

Mit 65 bis 71% ihres Gewichts vereinigt die Alge die stärkste Proteinkonzentration überhaupt. Die zwei weiteren bekannten Proteinquellen von Bedeutung sind Bierhefe mit ungefähr 50% und Soja mit 35%. Die Proteine der Spirulina enthalten die unentbehrlichen acht essentiellen Aminosäuren. Dennoch kann die Spirulina den täglichen Proteinbedarf nicht ganz decken. Dafür wären 100 g zu konsumieren; das ist zuviel. Als Nahrungsergänzungsmittel ist sie jedoch überaus hilfreich, um die übrige Proteinzufuhr zu ergänzen.

Fette

Der Fettgehalt der Spirulina liegt zwischen 7 und 10%. Es sind ungesättigte Fettsäuren, auch Vitamin F genannt.

Kohlenhydrate

10 bis 15% ihres Gewichts sind Kohlenhydrate. Sie sind leicht assimilierbar und ermüden die Bauchspeicheldrüse nicht.

Vitamine

Die Spirulina enthält alle Vitamine außer C und D. Die Vitamine A, B12, E und F finden sich bei ihr gar in der höchsten bekannten Konzentration. Wie bei allen Pflanzen, findet sich das Vitamin A nicht in seiner reinen Form, sondern als Provitamin A. Provitamin A besteht aus zwei zusammengeklebten A-Vitaminen, die getrennt werden müssen, um nutzbar zu werden. Während dieses Trennungsprozesses wird eines der Vitamine A zerstört, während das andere erhalten bleibt und für den Körper verfügbar wird. Somit braucht es die doppelte Menge an Provitamin A, als die Bedürfnisse des Körpers an Vitamin A betragen.

Vitamin A ist das «Augenvitamin». Seine Aufgabe ist der Wiederaufbau des Sehpurpurs – jener Stelle, die das Licht aufnimmt, umformt und an das Gehirn weiterleitet. Je mehr visuelle Eindrücke ein Auge bekommt, desto größer ist das Bedürfnis an Vitamin A – vor allem bei ausgedehntem Fernsehen, bei Arbeit vor dem Computer und bei künstlichem Licht, aber auch wenn sich Sonnenlicht auf Schnee oder Wasser spiegelt.

Der Bedarf an Vitamin A verzehnfacht sich für jemanden, der regelmäßig fernsieht – was ja für den größten Teil der Bevölkerung zutrifft. Ein Vitamin-A-Mangel führt zu Lichtempfindlichkeit, zu Sehstörungen und in schlimmen Fällen, d. h. bei andauerndem Mangel, zu Blindheit. Vitamin A hilft bei allen Augenproblemen wie Lichtempfindlichkeit, Nachtblindheit, Reizungen und Entzündungen der Augen, Star und allgemeinen Sehstörungen.

Nicht nur für Augen und Haut ist das Vitamin A wichtig, sondern als sogenannter Kofaktor auch für Wachstum und Bildung des Knochengewebes; es verstärkt die Wirkung von Vitamin D auf das Skelett. Weiter hilft es, Fettablagerungen auf den Gefäßwänden zu vermindern, und es soll, wie Studien kürzlich aufzeigten, sogar krebshemmende Eigenschaften besitzen.

2,5 g Spirulina decken den Tagesbedarf an Vitamin A (2,5 g ergeben 5750 i. E.). Für dieselbe Menge müßte man 4 Eier oder 1 Liter Milch konsumieren! Die Konzentration an Vitamin A in der Spirulina kann jedoch keine Hypervitaminose auslösen, da die Leber Provitamin A nur nach Bedarf umwandelt.

Ununterbrochen werden im Knochenmark rote Blutkörperchen erzeugt als Ersatz für die absterbenden. Vitamin B12 ist für diese Produktion unentbehrlich. Ein Mangel führt zur perniziösen Anämie, einer Form, die nicht durch fehlendes Eisen bedingt ist. Vitamin-B12-Quellen sind vor allem tierischer Art (Fleisch der Wiederkäuer, Leber, Milch und Milchprodukte). Gefahr eines Mangels besteht also vor allem bei jenen, die auf diese Nahrungsmittel weitgehend verzichten.

3 g Spirulina decken den Tagesbedarf an Vitamin B12. Dafür bräuchte es 30 g Rinderleber, die nach der Spirulina die reichste Quelle ist.

Und Spirulina enthält gleich viel Vitamin E wie der Weizenkeim. Die Konzentration von Vitamin E in der Spirulina ist dieselbe wie im Weizenkeim, der im allgemeinen als reichste Quelle angegeben wird. Vitamin E vermindert die Bedürfnisse nach Sauerstoff, da es dessen Verwertung in den Zellen begünstigt. Es schützt somit zahlreiche Substanzen vor vorzeitiger Zerstörung durch Oxidation, wie z. B. die Vitamine A und F sowie die Hormone. Seine antioxidierende Wirkung schützt den Körper auch vor der Bildung freier Radikale. Ein Vitamin-E-Mangel kann zu Sterilität führen, zu Menstruationsproblemen, Früh- oder Fehlgeburten oder auch zu vorgeburtlichen Mißbildungen. Vitamin E begünstigt die Vernarbung von Wunden und die Heilung von Verbrennungen. Seine antioxidierenden Eigenschaften wirken auch hemmend auf die Bildung von Gerinnseln im Blut, welche Embolien, Venenentzündung und Herzinfarkt auslösen können.

Mineralstoffe

Die Spirulina enthält zahlreiche Mineralstoffe, die sie, wie jedes Lebewesen, in ihrer Umgebung findet, in ihrem Fall im Wasser. Sie konzentriert die Mineralstoffe in ihren Geweben – bis auf Natrium. Wer eine salzarme Diät befolgen muß, kann also Spirulina ohne Bedenken einnehmen. Spirulina ist die reichste Eisenquelle. Ihr Gehalt ist fünfmal höher als derjenige der Petersilie oder der Hefe. 10 g Spirulina decken 80% des

Tagesbedarfs – ein erstklassiger Nahrungsergänzungsstoff also bei Anämie. Dazu kommt, daß ihr Eisen vom Körper leicht assimiliert wird und ihr Vitamin B12 außerdem die Herstellung roter Blutkörperchen begünstigt.

10 g Spirulina decken 10% des täglichen Magnesiumbedarfs. Dies scheint wenig, doch Magnesium ist nie reichhaltig vorhanden. Weizenkeim, eine gute Quelle, enthält gleichviel Magnesium. Dazu kommen Kalzium, Phosphor und Kalium.

Spurenelemente

Die Spirulina enthält Selen und Germanium (zwei Substanzen mit einem krebshemmenden Faktor), Zink, Chrom und Kupfer.

Indikation

Akne

Der hohe Vitamin-A-Anteil macht die Spirulina zu einem ausgezeichneten Aknemittel.

Anämie

Mit Spirulina läßt sich Blutarmut bekämpfen. Sie enthält nicht nur viel leicht assimilierbares Eisen, sondern auch Nährstoffe wie Vitamin E, Vitamin B12, Folsäure und Kupfer, notwendig für die Fixierung des Eisens.

Augen

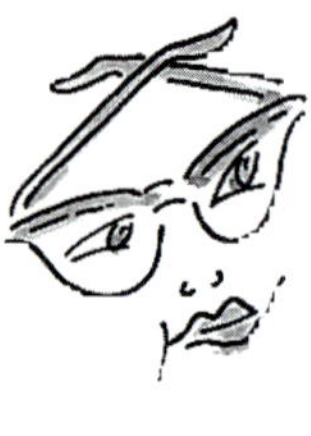

Das Augenvitamin A ist in der Spirulina im Überfluß vorhanden. Es hilft bei allen Augenproblemen wie Lichtempfindlichkeit, Nachtblindheit, Reizungen und Entzündungen der Augen, Star und allgemeinen Sehstörungen.

Cholesterin

Der Cholesterinspiegel kann gesenkt werden dank der Zufuhr zahlreicher ungesättigter Fettsäuren (Vitamin F), die in der Spirulina in reichem Maß vorhanden sind.

- **Diabetes**

  Eine regelmäßige Einnahme erwies sich bei Diabetikern als wirksam: zur Senkung des Insulinbedarfs, zur Beruhigung der starken Hungergefühle und zur Vermeidung zu starker Schwankungen des Blutzuckers.

- **Ekzeme**

  Die B-Vitamine regen den Hautstoffwechsel im allgemeinen an, das Vitamin A begünstigt den Stoffwechsel der Talgdrüsen, und das Vitamin E gibt der Haut Geschmeidigkeit und Spannkraft und dient außerdem der besseren Vernarbung.

- **Herz- und Gefäßbeschwerden**

  Kuren mit Spirulina sind zu empfehlen. Die F-Vitamine der Spirulina verhindern Ablagerungen in den Gefäßen, das Vitamin E vermindert die Tendenz zu Blutverdickung und Bildung von Gerinnseln (Embolie), das Vitamin A wirkt gegen Gefäßverkalkung, das Magnesium schließlich unterstützt die Tätigkeit des Herzmuskels.

- **Immunsystem**

  Das Immunsystem kann mit Hilfe der Spirulina beachtlich gestärkt werden. Vitamin F begünstigt die Produktion der Prostaglandine, Magnesium und Eisen helfen dem Körper, Angreifer besser zu bekämpfen, das Vitamin E schützt die Gewebe vor den freien Radikalen, und der blaue Farbstoff begünstigt die Bildung der Lymphozyten und hemmt die Bildung von Tumoren.

- **Krebs**

  Zahlreiche Nährstoffe der Spirulina sind als aktive krebshemmende Stoffe bekannt: Vitamin E und Selen mit ihren antioxidierenden Eigenschaften, Magnesium und Germanium als Anti-Krebs-Mineralien, Vitamin F für seine wichtige Rolle im Immunsystem und seinen Einfluß auf die Durchlässigkeit der Schleimhäute, das Vitamin A schließlich für seinen Schutz gegen Tumorbildungen.

■ **Menstruation**

Das Vitamin E reguliert die Tätigkeit der Eierstöcke. Das Vitamin A wirkt gegen Blutandrang und prämenstruelle Schmerzen, während das Eisen vor Müdigkeit und Blutarmut nach der Menstruation schützt.

■ **Rekonvaleszenz**

Durch die vielfältigen, leicht verwertbaren Nährstoffe ist die Spirulina ein ausgezeichnetes Mittel, um Genesenden neue Kräfte zu verleihen.

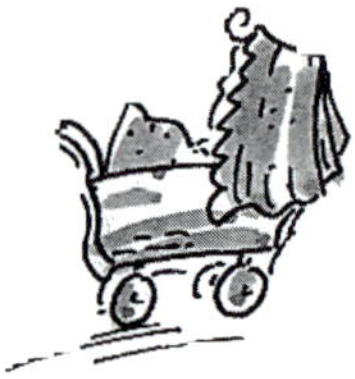

■ **Schwangerschaft**

Die schwangeren Frauen rund um den Tschadsee essen viel Spirulina, um ihr Kind zu «schützen». Dieser Schutz hat in ihren Augen etwas Magisches, ist jedoch auch rational erklärbar: die Nährstoffe sind notwendig zur Bildung des werdenden Körpers. Mißbildungen oder Schwächen durch Nährstoffmangel können somit verhindert werden.

■ **Senioren**

Vorzeitiges Altern des Gewebes ist zum großen Teil durch Nährstoffmängel bedingt. Dem ist mit einer Spirulina-Kur zu begegnen.

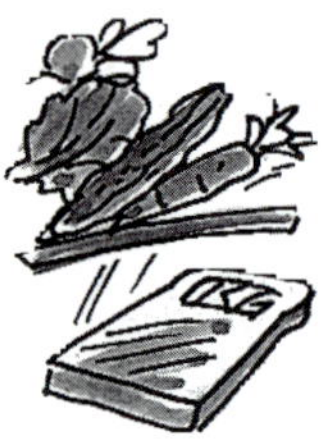

■ **Übergewicht**

Vor den Mahlzeiten eingenommen, wirkt Spirulina appetithemmend: Dank ihres Nährstoffreichtums ist das Sättigungsgefühl schneller erreicht. Da sie Nährstoffmängel deckt, vermindert sie auch Eßgelüste. Sie ist zudem kalorienarm: 10 g enthalten 20 kcal. Mit Hilfe der Spirulina kann man sich gut ernähren, ohne viel zu essen.

■ **Übersäuerung**

Ein gesunder Organismus hat einen ausgeglichenen Säure-Basen-Haushalt. Mit der heute üblichen Lebensweise wird er jedoch eher übersäuert, was zu zahlreichen Beschwerden führen kann: Müdigkeit, Depressionen, Ekzeme, Rheumatismus usw. Durch ihren Reichtum an basischen Mineralstoffen hilft die

Spirulina, die sauren Substanzen zu neutralisieren und die Säure-Basen-Balance wiederherzustellen.

Einschränkungen

Es sind keine bekannt.

Handelsformen

Die alten Erntemethoden sind abgelöst durch moderne, hygienische Verfahren. Nach Ernte und Filtrierung wird der Spirulinabrei in Form winziger Tröpfchen in warme Luft (60 Grad) geschleudert. Im Kontakt mit der Luft verdunstet das restliche Wasser; die Spirulina bleibt als feines Pulver zurück. Sie wird als Pulver oder in Tablettenform angeboten.

Anwendung

Spirulinapulver

Spirulinapulver wird den Speisen beigemengt: Saucen, Suppen, Quark, Gemüsen usw. Das Pulver darf allerdings erst nach dem Kochen zugefügt werden, damit die kostbaren Vitamine nicht zerstört werden. Spirulina läßt sich auch gut mit festeren Substanzen mischen. In Getränken muß es kräftig gerührt werden. Der Nachteil des Pulvers ist seine Färbkraft: Alle Gerichte werden grün. Außerdem neigt sein leichter, jedoch durchdringender Geschmack dazu, die Speisen zu verändern, was bei längeren Kuren negativ sein kann.

Spirulinatabletten

Alle Nahrungsergänzungsmittel müssen während mehrerer Wochen oder Monate eingenommen werden. Die Spirulina ist da keine Ausnahme. Wie erwähnt, kann ihre starke Färbkraft und ihr Geschmack die Langzeitanwendung des Pulvers mühsam machen. Praktischer sind deshalb Tabletten. Sie lassen sich auch leicht mitnehmen. In der Regel enthält eine Tablette 500 mg Spirulina, also 0,5 Gramm. Die Tabletten sind von schöner grüner Farbe. Man kann sie mit etwas Wasser vor dem Essen schlucken.

- **Dosierung**

Empfohlene Tagesdosis: 10 g Spirulina. Dies entspricht einem gehäuften Eßlöffel Pulver oder 20 Tabletten. Diese mittlere Dosis kann je nach Fall erhöht oder vermindert werden.

- **Dauer**

Kuren aus therapeutischen Gründen müssen mindestens bis zur Heilung, besser noch etwas länger durchgeführt werden, damit sich das Resultat auch festigen kann.

Wird die Spirulina zur Stärkung oder Vorbeugung genommen, dauern die Kuren 1–3 Monate. Es gibt auch Leute, die sie das ganze Jahr über einnehmen.

Weizenkeime

Nährstoffreichster Teil des Korns ist der Keim. Die Schutzhülle besteht fast nur aus Zellulose; der mittlere Teil enthält vorwiegend Stärke. Nur auf den äußersten Schichten findet man Proteine, Mineralstoffe und Vitamine. Im Keim hingegen konzentrieren sich die Nährstoffe, die er für sein Wachstum benötigen wird: Aminosäuren, Fettsäuren, reichlich Mineralstoffe und verschiedene Spurenelemente, die ganze Gruppe der B-Vitamine sowie ein Rekordanteil an Vitamin E. Dies ermöglicht das explosive Wachstum der jungen Pflanze während der ersten Tage.

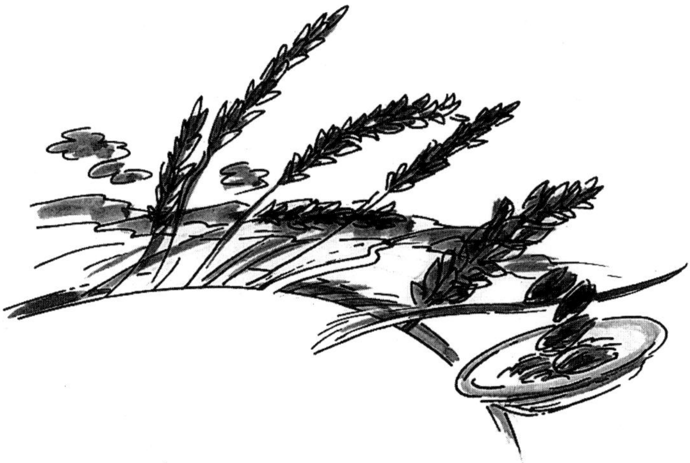

Seit der Mensch diesen Nährstoffreichtum erkannt hat, hat er den Keim vom restlichen Korn zu trennen versucht, um ihn so für sich in konzentrierter Form verfügbar zu haben. Das gefundene Verfahren ist einfach: Nach dem Mahlen des Korns werden mit Hilfe eines Siebs die größeren und dichteren Teile des Keims von den feineren und leichteren des Mehls getrennt.

Der gewonnene Weizenkeim besteht aus kleinen Flocken, die so genossen oder einer Speise beigemengt werden, ungefähr 2 bis 3 Eßlöffel täglich. Wird er regelmäßig konsumiert, deckt er zahlreiche Nährstoffmängel und stärkt einen geschwächten oder kranken Organismus und die Gesundheit schlechthin.

Nützlich und reichhaltig an sich, wird der Wert durch das Keimen noch erhöht. Kommt der Keim mit Wasser in Kontakt, erwacht er aus seinem «Schlaf». Seine Stoffwechselfunktionen werden beschleunigt dank der Flüssigkeit, die den Zellaustausch ermöglicht. Der Keimvorgang ist zudem begleitet von einer intensiven Umwandlung der im Korn enthaltenen Substanzen.

Während dieser Umwandlung ereignet sich Außerordentliches: Dank der Enzyme im Keim werden neue Nährstoffe hergestellt, der Gehalt wird auf spektakuläre Weise erhöht. Der Kalziumgehalt zum Beispiel steigt innert einiger Tage von 45 mg im trockenen Korn auf 71 mg pro 100 g, Phosphor von 423 auf 1050 mg, Magnesium von 133 auf 342 mg. Die Erhöhung des Vitamingehalts beträgt 20% für das Vitamin B1, 45% für B5, 200% für B6, 225% für das Provitamin A, 300% für E und B2 und 500% für das Vitamin C! Ein Zuwachs essentieller Aminosäuren findet ebenfalls statt. Der Anteil Lysine steigert sich zum Beispiel auf das Fünffache.

So ist denn gekeimter Weizen ein noch reichhaltigeres Nahrungsergänzungsmittel, als es der aus dem trockenen Weizenkorn extrahierte Weizenkeim ist. Er ist auch leichter erhältlich, denn er kann problemlos zu Hause aufbereitet werden: Es genügt, Weizenkörner zum Keimen in einen Teller oder in ein Gefäß zu geben. Schon nach drei bis vier Tagen, wenn der Keimling einige Millimeter lang ist, ist er eßbereit.

Die wohltuende Wirkung gekeimten Weizens ist seit langem bekannt. Die Chinesen und verschiedene orientalische Völker verwendeten ihn regelmäßig. Die Essener, ein Volk, das im 3. Jh. v. Chr. lebte, ernährte sich reichlich davon, ebenfalls das Volk der Hunza (Indien), bekannt als «Volk, das keine Krankheit kennt». Man erzählt außerdem, die Besatzung des Kapitäns Cook habe während der langen Meerreisen Korn gekeimt zur Vorbeugung gegen Skorbut.

Der Weizenkeim liefert zudem ein nützliches Nebenprodukt: das Weizenkeimöl. Wertvoll ist sein hoher Anteil an Vitamin E (neben der Spirulina die reichhaltigste Quelle!). Das Öl ist kostbar: Für einen Liter müssen die Keime von 15000 kg Weizen gepreßt werden!

Weizenkeimöl ist etwa viermal reicher an Vitamin E als der Keim; doch als Auszug enthält es außer diesem und weiteren fettlöslichen Vitaminen (Vitamin F) keine der übrigen Nährstoffe, die den Reichtum des Weizenkeims ausmachen.

Zusammensetzung

Die nachstehenden Zahlen gelten für den Weizenkeim, nicht für gekeimten Weizen. Bei letzterem ist der Nährstoffanteil gewöhnlich höher, aber schwieriger zu bestimmen, da er diesen während des Keimens stetig verändert.

Weizenkeim besteht aus 47% Kohlenhydraten, 10% Fetten und 25% Proteinen – letztere mit den acht unentbehrlichen essentiellen Aminosäuren. Die Fette sind zum großen Teil ungesättigte Fettsäuren. Weizenkeimöl enthält 85% ungesättigte Fettsäuren, davon 62% Linol- und Alpha-Linolsäure.

Vitamine

Der Weizenkeim enthält etwas Vitamin C und D, ist aber vor allem bekannt für seinen Vitamin-B-Komplex; neben Bierhefe und Leber ist er eine der sicheren Vitamin-B-Quellen. Die Menge ist im Weizenkeim etwas geringer, dafür sind die unentbehrlichen B-Vitamine vollzählig. Sie vitalisieren, stärken das Nervensystem und beteiligen sich an der Umwandlung und Verwertung der Proteine, Fette und Kohlenhydrate.

Weizenkeim enthält mit 27 mg auf 100 g auch den größten bekannten Anteil an Vitamin E, übertroffen zwar vom Weizenkeimöl (200 mg auf 100 g Öl) und einigen anderen Ölen, die, nur aus Fetten bestehend, natürlich eine weit höhere Konzentration fettlöslicher Vitamine vereinen. Weitere gute Vitamin-E-Quellen sind Haselnüsse, Paranüsse, Eier und Blattgemüse.

Eine Eigenschaft von Vitamin E ist die Verminderung des Sauerstoffbedarfs. So schützt es empfindliche Substanzen wie die Vitamine A und F sowie verschiedene Hormone vor einer frühzeitigen Zerstörung durch Kontakt mit Sauerstoff. Vitamin E verhilft auch ungenügend mit Sauerstoff versorgten, verbrannten, verkalkten oder verletzten Geweben zu schnellerer Regeneration und Heilung.

Vitamin E ist außerdem wichtig für alles, was mit Fortpflanzung in Verbindung steht: für das gute Funktionieren der Eierstöcke, für die Fruchtbarkeit von Mann und Frau, für die Entwicklung des Fötus und für die Geburt.

Bei einem Vitamin-E-Mangel verliert das Blut seine Flüssigkeit schneller, was das Risiko einer Thrombose erhöht. Die Muskeln werden ebenfalls geschwächt, da sich die Zellen nur schlecht erneuern. Die Folgen sind Haltungsprobleme, Hernien (Brüche), Schielen und Herzschwäche.

Zeiten im Leben, da der Bedarf an Vitamin E erhöht ist, sind die Kindheit, die Schwangerschaft und das Klimakterium. Bei älteren Leuten verlangsamt Vitamin E die Verkalkung der Gewebe und damit den Alterungsprozeß.

Mineralstoffe

Die Mineralstoffe sind zahlreich und in Rekordmengen vorhanden: 400 mg Magnesium auf 100 g Keime, 1100 mg Phosphor auf 100 g, 780 mg Kalium auf 100 g, 8 mg Eisen auf 100 g und 1,3 mg Kupfer auf 100 g.

70% des Magnesiums ist an Knochenkalzium und -phosphor gebunden. Es ist somit am Aufbau der soliden Knochenstruktur beteiligt. Daneben ist es notwendig dafür, daß sich die Muskelkontraktionen richtig vollziehen, was unter anderem für die Herzmuskeltätigkeit zentral ist. Das Nervensystem benötigt ebenfalls viel Magnesium. Ein Magnesiummangel macht nervös und reizbar.

Der Phosphor ist wie das Magnesium eine Nahrung für das Knochensystem und die Nerven.

Das Kalium erlaubt eine Regulierung des Zellaustausches und der Übertragung von Nervenbotschaften. Ein Mangel an Kalium führt zu Wasseransammlungen in den Geweben (Ödemen), Nervenstörungen und Muskelkrämpfen.

Das Eisen ist am Transport des Sauerstoffs durch die roten Blutkörperchen sowie an der Sauerstoffverwertung durch die Zellen (Zellatmung) beteiligt. Bei Eisenmangel sinkt der Energiespiegel beträchtlich ab.

Kupfer wird für das Zellwachstum benötigt, darunter für das Hämoglobin, das für den Sauerstofftransport verantwortlich ist. Es hat ebenfalls eine entzündungshemmende Wirkung.

Nebst diesen Mineralstoffen enthält der Weizenkeim Kalzium (90 mg auf 100 g), Zink (2 mg auf 100 g) und Schwefel (320 mg auf 100 g). Letzterer ist nötig für die Leber, die Haut, die Knorpel und die Schleimhäute.

Indikation

- **Angina pectoris**
  Ist das Blut verschlackt, wird dem Herzmuskel nur ungenügend Sauerstoff zugeführt. Er verkrampft sich, was starke Schmerzen auslöst. Das Vitamin E im Weizenkeim vermindert den Sauerstoffbedarf und löst den Krampf.

- **Blutdruck (tiefer)**
  Dank den stärkenden Eigenschaften steigt der Blutdruck.

- **Depressionen**
  Der physische Kräftemangel, der einer Depression zugrunde liegen kann, resultiert oft aus einer Erschöpfung der Nervenkräfte, wiederum ausgelöst durch Nährstoffmängel. Weizen-

keimkuren eignen sich zur Behandlung dieser physischen Ursachen.

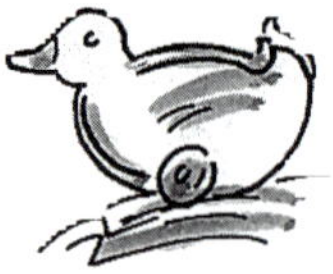

Geburt
Der reiche Vitamin-E-Gehalt unterstützt die Muskelarbeit während der Geburt und schützt das Kind vor Sauerstoffmangel, indem es den Sauerstoffbedarf vermindert.

Haut
Weizenkeime wirken auf den Hautstoffwechsel dank ihrer Vitamine A, B, E und F. Sie sind zu empfehlen bei Ekzem, Akne und trockener Haut.

Krampfadern
Reichliche Zufuhr an Nährstoffen wie Weizenkeimen führt zu einer guten Durchblutung der Venen, die dadurch ihre Spannkraft und Geschmeidigkeit behalten.

Menstruation
Dank dem Vitamin E sind Weizenkeime bei allen Menstruationsbeschwerden zu empfehlen. Auch während der Wechseljahre helfen sie, den unangenehmen Beschwerden der hormonalen Umstellungen zu begegnen.

Physische Schwäche
Der Mangel an Spannkraft und Energie verschwindet mit einer Weizenkeimkur, da diese die zahlreichen durch Überarbeitung und Streß hervorgerufenen Mängel deckt.

Rekonvaleszenz
Weizenkeime decken Nährstoffmängel und regen die Stoffwechselfunktionen an, verhelfen also nach Krankheit oder Operation schneller zu neuen Kräften.

Schwangerschaft
Die Entwicklung eines gesunden und starken Körpers hängt stark von der Ernährung des Fötus ab. Mit seinem breiten, reichen Vitamin- und Mineralstoffkomplex sind Weizenkeime

besonders geeignet, diese Entstehung zu unterstützen.

- **Thrombosen**
  Das Vitamin E verhindert die Bildung von Gerinnseln im Blut.

- **Verbrennungen**
  Weizenkeimöl, direkt auf eine Verbrennung aufgetragen, lindert den Schmerz und beschleunigt die Erneuerung der Haut.

- **Vergiftungen**
  Wird die Leber reichlich mit Nährstoffen versorgt, ganz besonders mit Vitamin E, sind ihre Fähigkeiten, Gifte zu neutralisieren oder zu zerstören, viel größer.

- **Verkalkung**
  Schlecht durchblutetes und mit Sauerstoff ungenügend versorgtes Gewebe verkalkt, seien es Haut, Gefäße (Arteriosklerose), Drüsen (Verkalkung der Schilddrüse) oder die Schutzscheiden der Nerven (multiple Sklerose). Die Regeneration dieser Gewebe wird durch die Nährstoffe des Weizenkeims begünstigt, besonders durch das Vitamin E.

- **Einschränkungen**
  Wegen der stark belebenden Eigenschaften sind Weizenkeimkuren bei zu hohem Blutdruck ungeeignet.

Handelsformen

Weizenkeime sind als kleine, beigefarbene Flocken erhältlich. Sie sind leicht knusprig und haben einen sehr angenehmen Geschmack.

Gekeimter Weizen ist in Spezialgeschäften zu kaufen, meist bringt man ihn jedoch selbst zu Hause zum Keimen (siehe «Kur mit gekeimtem Weizen»).

Das Weizenkeimöl ist gelb und hat einen ganz besonderen

Geschmack. Es wird in kleinen, lichtgeschützten Glas- oder Metallgebinden verkauft, um das lichtempfindliche Vitamin E zu schützen. Weizenkeimöl ist auch in Kapselform erhältlich.

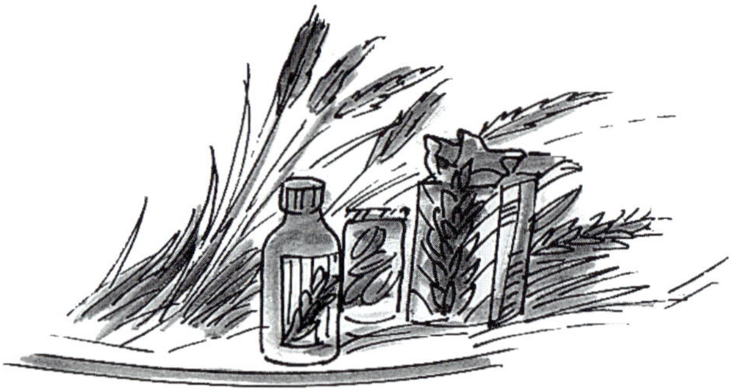

Anwendung

Kur mit Weizenkeimen

Täglich 50 g Weizenkeime einnehmen, d. h. 3 bis 4 Eßlöffel Flocken. Diese werden mit etwas Milch gemischt oder der Nahrung beigemengt: Joghurt, Salat, Gemüse, Getreideflocken usw.

Eine Kur dauert 2 bis 3 Wochen. Bei chronischen Leiden können die Weizenkeime in geringerer Dosierung ohne nachteilige Wirkung das ganze Jahr hindurch genommen werden.

Kur mit gekeimtem Weizen

Dazu wird biologischer Keim-/Sproßweizen aus dem Reformhaus oder Bioladen verwendet. Er wird für 12 Stunden in einem mit warmem Wasser gefüllten Gefäß eingelegt. Diese Zeit ist notwendig, damit sich das Korn mit Wasser vollsaugen und der Keimprozeß beginnen kann. Nachher werden die Körner in einen tiefen Teller (Suppenteller) verteilt und bei Zimmertemperatur, geschützt vor direktem Licht, stehen gelassen. Die Körner müssen ständig feucht gehalten, d. h. zwei- bis dreimal täglich unter fließendem kaltem Wasser gespült werden; sie dürfen nicht austrocknen, aber auch nicht faulen. Im

Fachhandel sind auch Keimgeräte erhältlich. Während der Keimung erscheint der Keimling zuerst als ein kleiner weißer Punkt, dann als Stiel. Ist der Keim 3–4 mm lang, kann er samt Korn und Wurzeln gegessen werden.

Gekeimter Weizen hat einen leicht süßen, sehr angenehmen Geschmack. Er kann pur gegessen werden, meist wird er jedoch dem Salat beigemischt. Er schmeckt auch gut mit Quark oder als Beigabe zu Gemüseplatten.

Für einen Erwachsenen entspricht die tägliche Dosis gekeimten Weizens einem Eßlöffel trockener Körner. Gekeimter Weizen kann nicht aufbewahrt werden. Um eine Kur ohne Unterbruch durchführen zu können, sind täglich neue Körner zum Keimen zu bringen. Dafür sind vier bis fünf Teller nötig, oder, platzsparender, ein Keimapparat mit mehreren Etagen.

Kuren mit gekeimtem Weizen sind sehr aufbauend. 2 bis 3 Wochen reichen gewöhnlich. Bei stärkeren Beschwerden kann die Kur um einige Wochen verlängert werden. Zur Erhaltung der Gesundheit kann man das ganze Jahr hinduch gekeimten Weizen oder andere gekeimte Körner genießen, allerdings in geringeren Mengen.

Kur mit Weizenkeimöl

Täglich 1 bis 2 Kaffeelöffel. Bei Kapseln sind die Angaben des Herstellers zu beachten, da nicht alle Kapseln gleichviel Vitamin E enthalten. In beiden Fällen ist es ratsam, das Weizenkeimöl nach einer fetthaltigen Mahlzeit (Käse, Eier) einzunehmen, um so die Assimilation des Vitamins E im Darm zu unterstützen. Eine Kur mit Weizenkeimöl dauert in der Regel 1 bis 2 Monate.

Verzeichnis der Anwendungsbereiche

Bei den einzelnen Bereichen finden Sie die geeignetsten Nährstoffergänzungsmittel.

Abkürzungen:

Bierhefe	B
Blütenpollen	P
Gelee royale	GR
Ginseng	G
Lebertran	LT
Leinöl	L
Meeralgen	A
Sanddorn	SA
Schwarze Melasse	M
Spirulina	S
Weizenkeime	W

Abmagerung	P, GR, B, S
Ängste	G, GR, B
Akne	B, W, S, GR, LT
Alkohol	B, G, W
Allergien	GR, L, A, G
Anämie	B, S, M, P, G, GR
Angina pectoris	W, S, M
Anorexie	GR, P, G, A
Antibiotika	B
Arteriosklerose	P, L, W, A, GR
Arthritis, Arthrose	A, M, P, S
Augen	S, LT, P, SA
Bein (Geschwüre)	GR, M
Bläschenausschlag (Herpes)	SA, P, L
Blutzuckerabfall	M, GR
Blutdruck (zu tiefer)	P, W, GR, G
Blutdruck (zu hoher)	GR, M

Cholesterin	L, S, G, GR, B
Darmflora	B
Depressionen	P, G, B, W, A, GR
Diabetes	B, S, G, P
Dickdarmentzündung	GR, P
Ekzem	B, P, S, GR, W
Entkalkung	LT, M
Entmineralisierung	LT, M, A, W
Frieren	P
Furunkel	B, S, P, A, SA
Geburt	W, M, G
Gedächtnis	G, B, GR, W
Grippe	SA, P, G, L, GR
Gürtelrose	SA, L
Haare	B, M, P
Hämorrhoiden	W, S, P, A, M
Haut (trockene)	GR, L, B
Herpes	SA, P, L
Herz	W, S, M, P
Hitzewallungen	G, GR, M, W
Hypothyreose (Unterfunktion der Schilddrüse)	A
Immunsystem (geschwächtes)	L, SA, P, A, S, B, G
Infektionen (chronische)	L, SA, P, A, S, B, G
Ischias	M, S
Kapillaren	P, SA
Klimakterium	GR, G, LT, A, P, M
Knochenbrüche	LT, M, A
Kolik	M
Konzentration	G, P, W, GR
Krampfadern	M, W, P, A, S
Krämpfe	M, W
Kraftlosigkeit	B, GR, A, W, G, P, SA
Krebs	L, B, S, G, SA, GR
Leber	B, G, P, W, S, GR
Magengeschwür	GR, M, S, B
Menstruation	W, GR, P, S
Müdigkeit	P, G, SA, GR, A, W

multiple Sklerose	L, S, GR, W
Nervenschmerzen	B, W
Nervosität	B, M, W
Ödeme	M, A
Operation	G, W, P
Osteoporose (Knochenschwund)	LT, M, A
Polyarthritis	L, M, S
Prostata	P, S, G
Psoriasis	L, S, B
Rachitis	LT, M, P, A
Reizbarkeit	B, M, W, G
Rekonvaleszenz	S, G, W, P, SA
Rheumatismus	A, M, P
Schlaflosigkeit	B, M
Schwäche	B, GR, A, W, G, P, SA
Schwangerschaft	W, S, M, B, GR
Senioren	B, S, G, GR, P
Sport	B, GR, G, W. P, SA
Star	S
Stillen	B, W, S, P
Streß	B, G, SA, W, P
Thrombose	W, S
Überarbeitung	B, G, SA, W, P
Übergewicht	A, B, S
Übersäuerung	S, M, LT
Verbrennungen	W, S
Verdauung	B, GR, P
Vergiftung	SA, W, S, B, P
Verkalkung	W
Verstopfung	B, P, M, A
Wachstum	LT, B, W
Zähne	LT, M
Zahnfleisch	SA, P, L
Zellulitis	A

Christopher Vasey ist Naturheilarzt und Fachbuchautor. Er ist zudem häufig Fachreferent an Tagungen von Organisatonen des Gesundheitswesens. Der Autor praktiziert in Chamby bei Montreux/CH.

Bei Midena sind erschienen: «Das Säure-Basen-Gleichgewicht», «Die Entgiftung des Körpers» sowie «Sanft heilen mit Wickeln und Kompressen».